老いない美人

女性ホルモンできれいになる！

医学博士／性差医療専門医
清水 一郎 著

西村書店

老いない美人——目次

はじめに　9

第一部　理論編

「人生は50から」　12

「永遠に美しく」……12
若返りホルモンの働き……14

女性ホルモンのパワー　19

エストロゲンとプロゲステロン……19
抗酸化物質エストロゲン……23
女性と肝臓病……29
親玉ホルモン……30

あなたは〝鉄の女〟になれません　33

「鉄」の働き……33
鉄欠乏性貧血とは……36

軽度の鉄欠乏性貧血は気にしない 38
コラム 瀉血と理容師 40
身体と心の更年期症状 41
つらいときはホルモン治療 43
低用量ピル 44
ホルモン補充療法 45
エクオールの存在を気にしない 48
女性に多い便秘と冷え性 50
便秘 51
冷え性 53
わが国に特徴的な体質と和食文化 56

第二部　実践編

健康美人は朝つくられる 62

夫に生活習慣改善宣言 62
起床直後のうがいと歯磨き 64
コラム 悪玉コレステロール値が高いとき 68
宿便解消で健康美人 69
水分摂取と我慢しないトイレで膀胱炎と決別 76
エネルギー摂取量を把握しよう 79
抗酸化物質を積極的に 83
塩分と味噌汁 86
カルシウムとビタミンD 89
コラム 「味噌」普及啓蒙活動 93
体型の3タイプ 94
体型タイプ別ダイエット法 100
コラム アルコール代謝遺伝子パターン 107
健康美人は昼磨かれる 108

目次

体型と美肌とマラソンの関係……108
美肌の大敵「肌荒風」とストレス……112
30分ウォーキングでエストロゲン増加と丈夫な骨……116
森林浴のすすめ……118
水中ウォーキングのすすめ……121
水中エクササイズでリンパ・マッサージ……123
私の場合……125
コラム　100歳の世界最高の現役女性スイマー……127
筋トレで成長ホルモン増加……128
スクワットのすすめ……131
コラム　スクワット10回で地下鉄運賃無料……139
タバコの害……140
笑いやカラオケで美顔効果と幸せ気分……141
コラム　紙切りをリクエスト……145

スマホいじりは美しくありません……146
ポジティブ思考でストレスと上手にお付き合い……149

健康美人は夜できあがる 152

少しぬるめの入浴で良眠習慣……152
冷え対策の食品活用……155
肌は寝ている間に生まれ変わる……158
極端な糖質制限はやめましょう……162
ゆる断食で若返りダイエット……167
赤ワインで心身の若返り……172
コラム　国産ワインの台頭……176

はじめに

男女間に生物学的な違いがあることは、誰もが認識していると思います。ただ、そうした違いはわかっているのに、いざ実際の日常生活ではどうでしょうか、男女間の性の差、すなわち性差などまるで存在しないかのように、とるにたりないものとして軽視していないでしょうか。

医学研究や医療現場でも「性差」にもとづいた対応が、長い間実践されてこなかった歴史があります。女性と男性は健康な状態でも多くの差異があること、同じ病気でも明らかな性差が存在することなどが、１９８０年代半ばの米国から発信され、わが国では２０００年頃になってようやく注目されるようになるのです。

私自身は、１９９０年代半ばに、女性には肝臓病が少ないことから性差の存在を唱え、その性差に女性ホルモンのエストロゲンが関与していることを発表しました。独自の発想によるパイオニア的研究で、大いに自慢したいところです。

わが国においては、残念ながら、今なお性差にもとづく医療や医学研究が、十分に実施されているとはいえません。

医学的なエビデンスが必要な健康生活や、ダイエットに対するサポートや助言も、当然ながらこうした性差に根ざしたデータの裏打ちが不可欠です。

結論だけを端的に申し上げれば、女性は、閉経までの間、肝臓病だけでなく生活習慣病を含む多種多様な病気から守られています。多くの男性が陥る病気から女性を遠ざけている主要因こそが、女性ホルモンのエストロゲンです。

本書を通して、女性の皆さんが閉経と正面から向き合い、エストロゲンがたとえ減少し始めても、美しく元気でいられるための生活習慣を獲得できるように心から願っています。

清水　一郎

第一部

理論編

「人生は50から」

「永遠に美しく」

ハリウッドの2大女優メリル・ストリープとゴールディ・ホーンが、「若さと美しさ」に異常な執着を燃やす50代女性を演じたブラック・コメディ映画『永遠《とわ》に美しく…』（1992年米国映画）。監督は「バック・トゥ・ザ・フューチャー」のロバート・ゼメキスで、共演はブルース・ウィリスという豪華キャスティングでした。どんな映画だったか、覚えておられるでしょうか？

二人の女性（M・ストリープとG・ホーン）が大金を投じて「永遠の若さと美しさ」を保つ秘薬を手に入れます。しかしそれは、人間の肉体を蝋人形のように変えることで不老不死をもたらすというものでした。青白く変色した肌を隠すためにペンキを塗り、身体に穴が空いても首の骨が折れても死ぬことはありません。そんな二人に愛想を尽かした医師の50代男（B・ウィリス）は、新天地で真摯な生活を貫き、それから数十年後、惜しまれながらこの世を去るわけです。映画はその教会の葬儀に現れた〝絶対に死なない〟二人の女性の無残な有様を映して終わるのですが、永遠の「若さと美しさ」の秘薬なるものは、もっと身近で地道な行いの中に存在しているよ、とでも言っているようでした。

封切りから数年経って、レンタルビデオで初めてこの映画を観ました。このとき、私が最も興味を抱いたのは、実は葬儀の場で語られた生前の男性のエピソードでした。女性研究センターや断酒会なども立ち上げた男性は、いつも「人生は50からだ」が口癖だったのです。


そうなのです、**人生は50歳からが大事。**

きりのよい節目の50という数字に、洋の東西を問わず誰もが通る人生の関門を見出しています。振り返れば、無我夢中の20代と30代を駆け抜けました。40代は経験値が加味されて、実りのある生活を送れたはずです。ただ、気になることといえば、体力的な衰えを自他ともに認め始めることでしょうか。そして、50代に突入します。

50代の現実の生活環境の中で、さらなる自分自身の質的・量的な向上を目指して、まだまだ悪戦苦闘の日々を送る場合もあるでしょう。しかし、一方では、実社会の経験がピークを迎え、心身ともに余裕が生まれています。

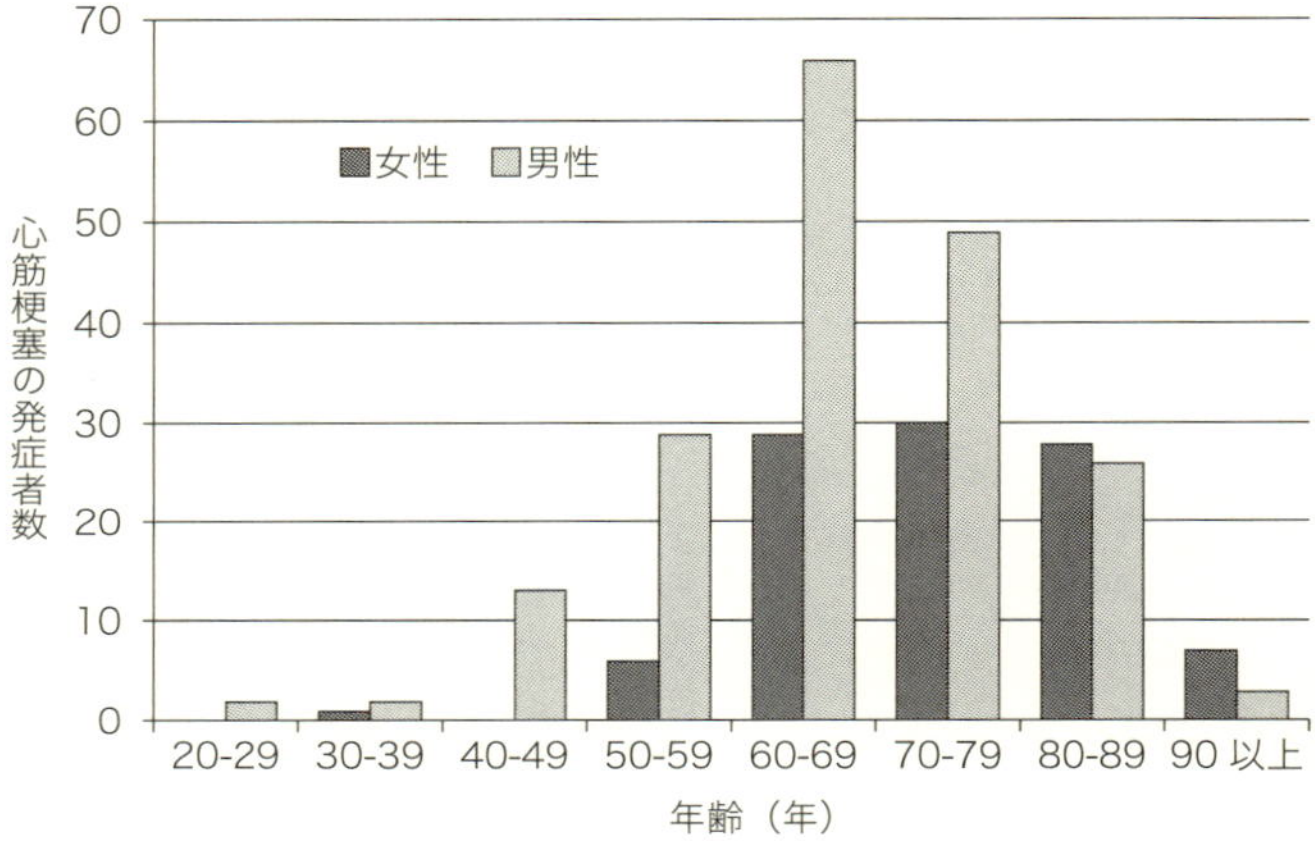

図 1. 心筋梗塞の発症者数
（Yoshida M, et al. Circ J2005; 69: 401 から引用改変）

この50代に入る時期こそ、己の日常生活を見直せる大きなチャンスであることは間違いありません。何か新しい経験や出会いをしたいと思うのも当然です。人生の折り返しに臨んで、心機一転すべきときなのです。

特に女性は、50歳を人生の節目と受けとめる必要があります。名優M・ストリープを冒頭に登場させたくなるほど、大変重要なことです。

若返りホルモンの働き

医学的な側面から、女性の50歳を述べたいと思います。

図1はわが国のある地域住民を調査したデータで、心筋梗塞の発症者数を示しています。

男性が40代から増え始めるのに対して、女性は50代になってから明らかに目立ち始めます。高血圧や糖尿病などの生活習慣病も、女性ではやはり50代から顕著になります。特筆すべきは、心臓病や生活習慣病だけでなく、死因の上位を占めるがん、脳卒中などの病気が男性に多く、女性はそうした病気から、少なくとも50代に至るまで、しっかり遠ざけられていることです。

もちろん、女性に高頻度に発症する病気もあります。こうした男女差の原因には、一般的な男女が置かれた社会生活全般の習慣や環境の違いも影響していますが、さらに重要な要因として、**女性ホルモンであるエストロゲンの秘められた力強いパワーがあります。**わが国の閉経平均年齢の50歳に至るまで、高濃度に分泌されるエストロゲンが女性の身体を守っていることは疑いありません。この**エストロゲンこそが、女性にとって、最も重要な若返りホルモン**なのです。

女性の病気の中でも、50代から急激に増える骨粗しょう症が、エストロゲンの力強さを端的に物語っています（**図2**参照）。

骨粗しょう症は、「骨の量の減少と骨のもろさを特徴とし、骨折が起こりやすくなる病気」です。脚（特に大腿骨）や腰（腰椎）といった、日常生活のうえで、重要な役目をも

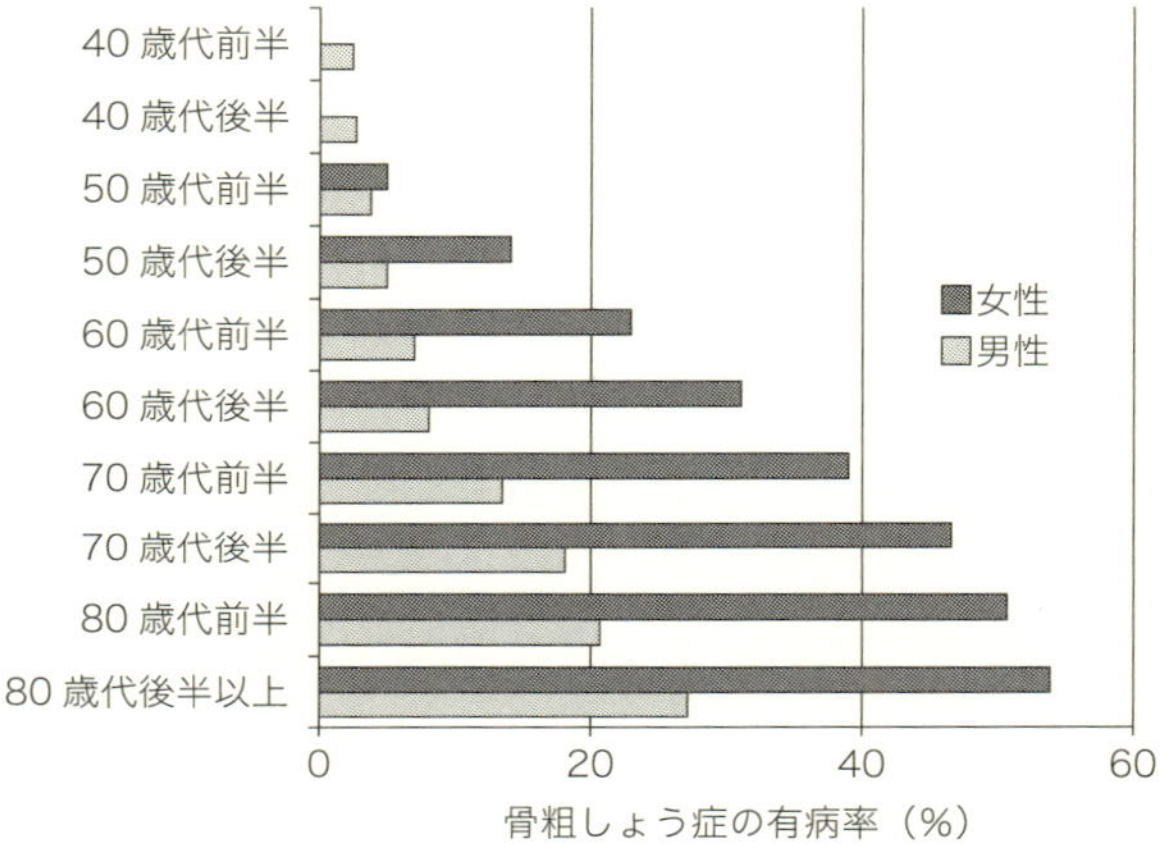

図 2. 骨粗しょう症の有病率

（山本逸雄．骨粗鬆症人口の推定．Osteoporosis Jpn 1999;7:10 から引用改変）

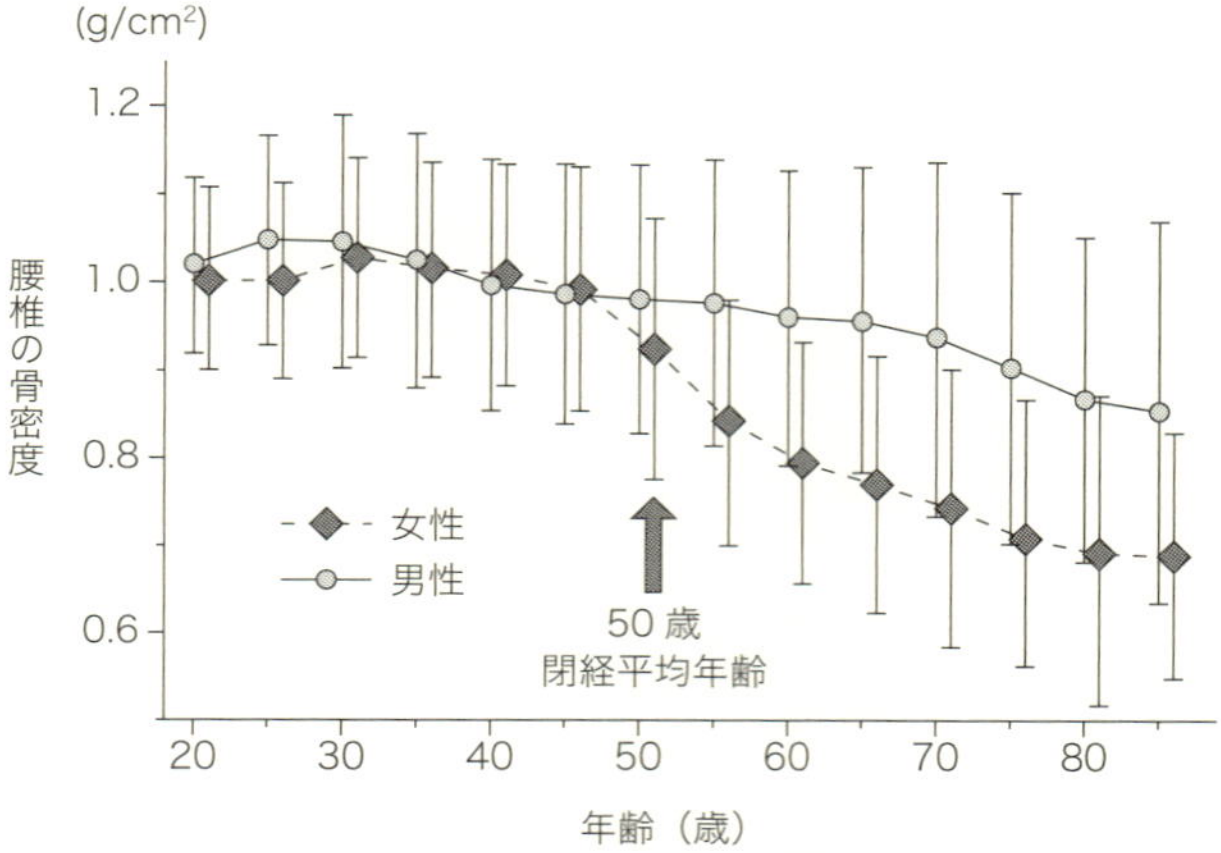

図 3. 骨密度（腰椎）の推移：数値は平均値と標準偏差で表示

（Orito S, et al. J Bone Miner Metab 2009; 27: 698 から引用改変）

つ身体の部分が骨折する危険性があるのですから一大事です。

この骨粗しょう症を引き起こす女性の骨量をコントロールする主要な担い手が、エストロゲンです。骨だけの重量を簡単に測定することはできませんので、限られた部位の骨量（骨密度）を測りますが、その骨密度が、閉経を境に一気に低下してしまうのです（図3参照）。加齢とともになだらかに低下する同年代の男性とは、明らかに違います。

「骨のもろさ」を診断するには、骨の細かい構造変化や骨の成分であるカルシウムの代謝などを調べる必要があり、いささか専門的です。一方、「骨量（骨密度）の低下」は、今や、超音波骨密度測定装置で、あっという間に評価可能です。一般的な骨粗しょう症への注意喚起には、骨密度の評価で十分です。


実は、私自身が本書の執筆開始時に骨密度を測定しました。片足を超音波骨密度測定装置の上に置くこと15秒、即座に骨密度が判明します。実年齢62歳の私の推定骨年齢は31歳だったのです。

公言するのもはばかられますが、60歳になるまで、運動と無縁の〝不健康〟な生活を送ってきた私が、一念発起して食生活や運動習慣を含む生活習慣全般を改善し、体重21キログラム、腹囲22センチメートル減らすことに成功。身体を動かすこと自体が、今では生活の一部になっています。おそらく、このことが骨密度アップにつながったものと思われます。

この私ができたのです。**誰だって「加齢に逆らって、いつからでも〝若く〟いられる」**のです。より正確な表現をすれば、「たとえ短期間でも老化時計の針を止めたり、逆戻りさせたりすることは可能」と言いかえることができます。当然ですが、「老化時計の針が速く進んで老化が加速する」ことも起こります。特に女性には、50歳閉経という大きな節目があります。

女性は、閉経までは同年代の男性と比べて、少ない労力でも美しく健康に生活できる秘薬を体内にもっているのです。問題なのは、閉経後に備えるべき覚悟と対策をもっておられないことです。

女性ホルモンのパワー

エストロゲンとプロゲステロン

女性ホルモンには、エストロゲンともう一つ重要なホルモン、プロゲステロンがあります。ともに原材料のコレステロールから作られる、姉妹関係にあるホルモンです。ちなみに、女性にも男性ホルモンが作られていますが、その分泌量は少なく、男性にも女性ホルモンが存在しますが、やはりその量は少ないのです。

さて、このエストロゲンとプロゲステロン、妊娠や出産では、素晴らしいチームワークを発揮しますし、姉妹ですから類似した性格を持ち合わせているのですが、多くの局面で、正反対の意見衝突を起こします。

端的なのは、乳腺と子宮における作用です。

乳腺では、エストロゲンとプロゲステロンはお互いに協力して、乳腺を元気にして乳房を発達させます。ところが、子宮ではエストロゲンが子宮細胞を増やす力（増殖作用）があるのに対して、プロゲステロンはそのエストロゲンの増殖作用を抑制します。つまり、

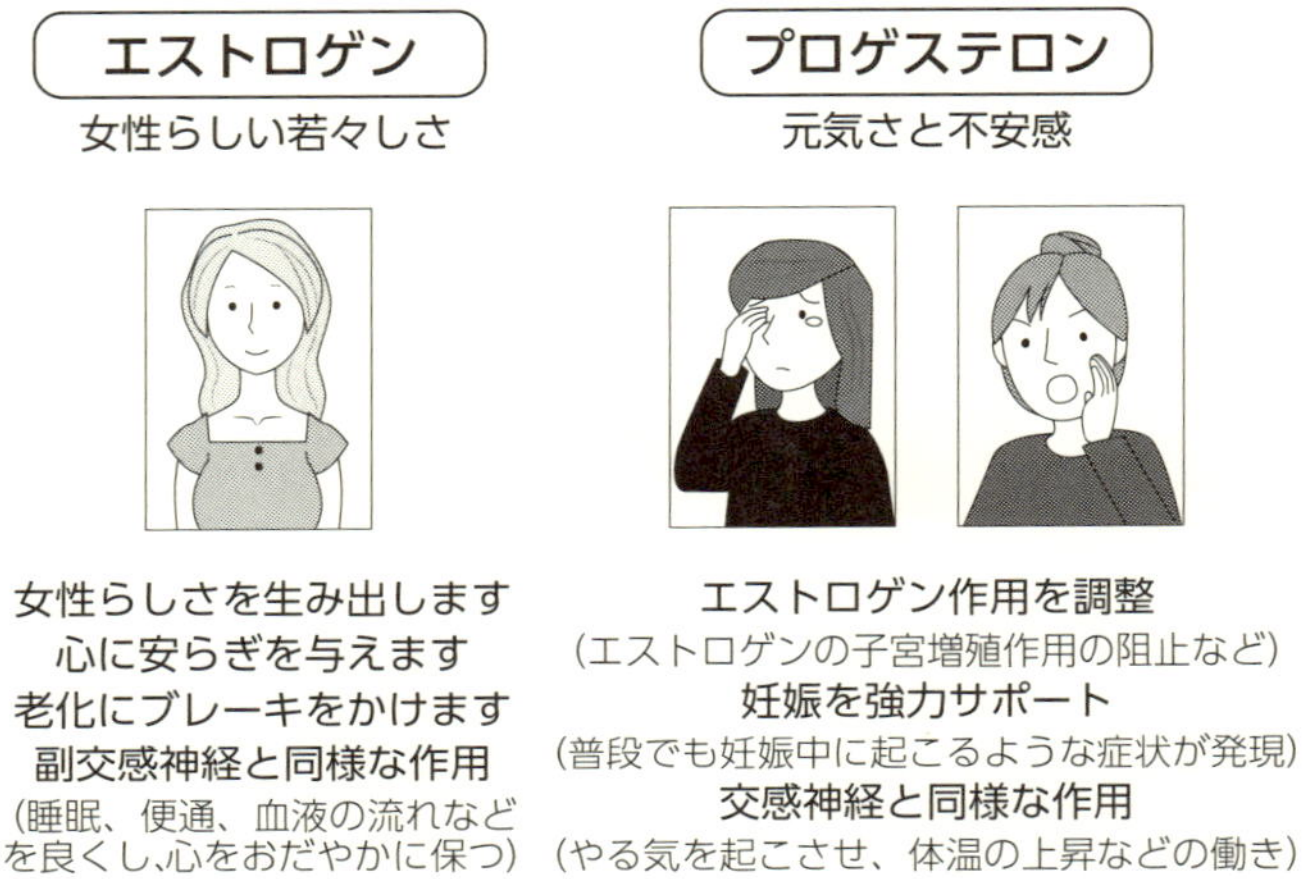
エストロゲン
女性らしい若々しさ
女性らしさを生み出します
心に安らぎを与えます
老化にブレーキをかけます
副交感神経と同様な作用
（睡眠、便通、血液の流れなど
を良くし､心をおだやかに保つ）
プロゲステロン
元気さと不安感
エストロゲン作用を調整
（エストロゲンの子宮増殖作用の阻止など）
妊娠を強力サポート
（普段でも妊娠中に起こるような症状が発現）
交感神経と同様な作用
（やる気を起こさせ、体温の上昇などの働き）

図 4. エストロゲンとプロゲステロン

エストロゲン単独では子宮がんを引き起こす危険性がありますが、プロゲステロンが存在するとその危険を減らすのです（図４参照）。

さらに、自律神経との関わり方は正反対です。自律神経には、相対する作用を示す交感神経と副交感神経が存在します。交感神経は日中に活性化して「やる気」を起こさせ、副交感神経は夜間に活性化して「安らぎ」を与えてくれます。

エストロゲンが副交感神経と同じような働きをして、気持ちをリラックスさせるのに対して、プロゲステロンは交感神経に準じた作用を示して、気持ちを奮い立たせます。この、副交感神経と同様のエストロゲンの働きは、きわめて重要です。なぜなら「ストレス」は、

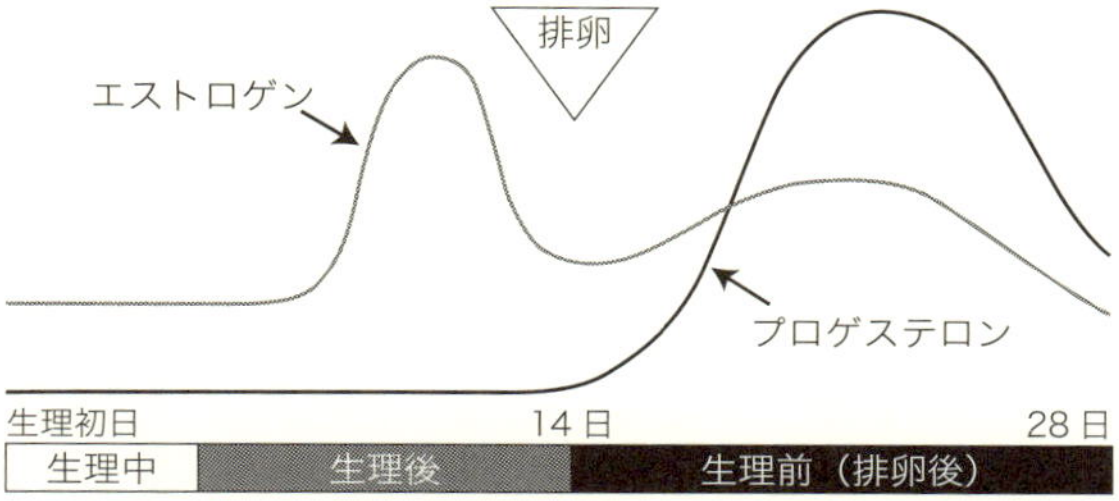

図 5. 生理周期によって現れる肌の変化や心身の不調
生理後はエストロゲン優位で心身・肌は絶好調。生理前（排卵後）はプロゲステロン優位で心身・肌が不調に陥る可能性があります。生理中は両ホルモンの影響を受けにくく、心身・肌は安定しています。

交感神経が俄然強く活性化して、副交感神経作用が抑制されている状態だからです（精神的なストレスに限らず、気候や身体の不調などによっても引き起こされます）。心身にストレスが起こると、ステロイドやアドレナリンなどのストレスホルモンが分泌され、後で詳しく述べますが、活性酸素が発生します。**エストロゲンには、副交感神経同様の働きと活性酸素の除去作用を介してストレスを抑え込む働きがあるのです。**

少々悩ましいのは、エストロゲンとプロゲステロンが生理周期に合わせて分泌パターンが異なり、それに連動して心身や肌の状況も微妙に変化することです（図5参照）。すな

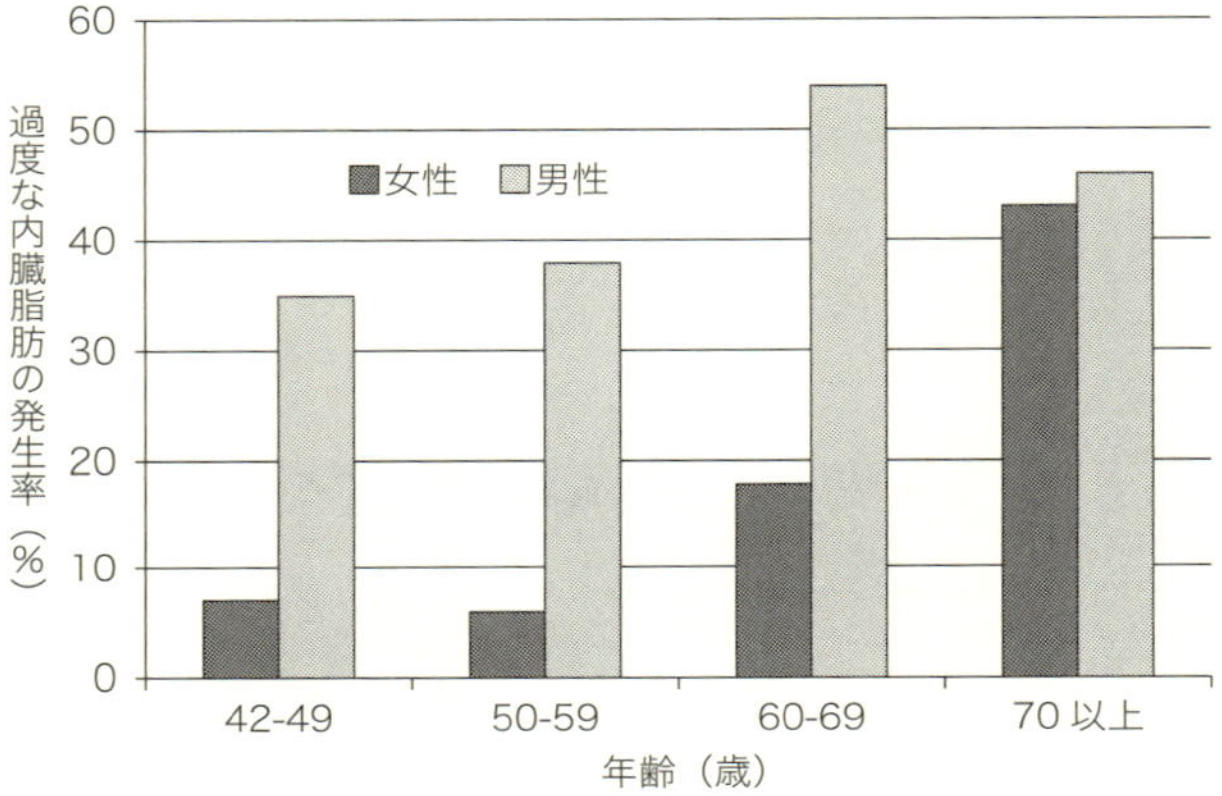

図 6. 過度な内臓脂肪の発生率（%）

腹部 CT で過度な内臓脂肪を判定する。（Shimizu I. Female Hepatology: Favorable role of female factors in chronic liver disease. Nova Sciense, 2009 から引用改変）

わち、通常4～6日の生理の後、エストロゲンが強く分泌される8～10日間は心身がスッキリ快調で、肌のコンディションも一番安定しています。**エストロゲンには特に肌のコラーゲンを増やす作用があるからです。**生理開始から数えて14日前後に排卵が起こります。排卵直後から今度はプロゲステロンの分泌が優勢になり、心身にとっては少々不調な時期が次の生理開始まで続く可能性があります。むくみ、頭痛、肩こりなどの身体のトラブルから、イライラなどの不安定な精神状況に陥ることがあります。プロゲステロンは皮膚の脂成分（皮脂）を増やすので、ニキビやシミができやすくなります。

抗酸化物質エストロゲン

また、エストロゲンだけが強く発揮する優れた作用があります。お腹の中の脂肪（内臓脂肪）を劇的に減らすことです。妊娠時の胎児の成長に備えて、しっかりとお腹の中にスペースを確保する必要があるからです。このことを裏づけるデータが図6で、ある地域住民の過度な内臓脂肪の発生率を男女で比較しています。男性に比べ、60歳未満の女性は圧倒的に内臓脂肪の蓄積がありません。そして、エストロゲンは内臓脂肪を減らす一方で皮下脂肪を増やして肌に潤いを与え、ハリのある乳房や豊かな髪を保ちます。女性らしい体型は、紛れもなくこのエストロゲンのパワーで作られます。また、血管の壁を支える筋肉を柔らかくして、不必要な物質が血管に付着しないようにしたり、コレステロールに関していえば、悪玉コレステロール値を下げて、善玉コレステロール値を上げたりします。

血管をきれいに保って、内臓脂肪を抑えるのですから、動脈硬化、高血圧、糖尿病などの生活習慣病に加えて、心筋梗塞や脳卒中の発症にブレーキをかけてくれます。

エストロゲンの効能は、それだけではありません。

「抗酸化物質」なる言葉を、一度は見聞きしたことがあると思います。「酸化」を防ぐ物質の総称で、**エストロゲンは体内最大の抗酸化物質なのです。**

酸化とは、ピカピカであった鉄くぎがいつのまにか赤く錆《さ》びたり、ゴムが古くなって弾力を失いボロボロになったりするようなもので、老化そのものです。

私たちの身体を形作る無数の細胞は、取り込んだ酸素を燃料として、常に栄養素などの生産、貯蔵、不要物などの浄化などの相当な力仕事を行っています。その作業の中で、酸素から活性酸素が生み出されます。活性酸素とは、工場から吐き出される産業廃棄物のようなもので、通常の生命活動範囲内で生み出される量なら、細胞内に常備している抗酸化物質（ビタミンCやE、特定の酵素など）によって、無害なものに変えられます。

ところが、風邪や膀胱炎などのちょっとした感染や、便秘、冷え性、不眠などの自律神経を乱すようなさまざまな心身のストレスが存在する環境では、細胞は多くの酸素を取り込み、普段以上に生産・貯蔵・浄化などの作業を活発化させます。さらにストレスが持続すれば、体内工場はフル回転し、処理できなくなった活性酸素が次々に排出されます。この過剰に産生される活性酸素は、体内の鉄の力を借りてより強力な破壊力をもつ別の活性酸素に変換されます。**やがて細胞自体が疲労して機能がダウンするうえに、強力な活性酸素が周辺の細胞を次々に攻撃して、酸化（錆び）させ、腐らせてしまいます（図7参照）。**

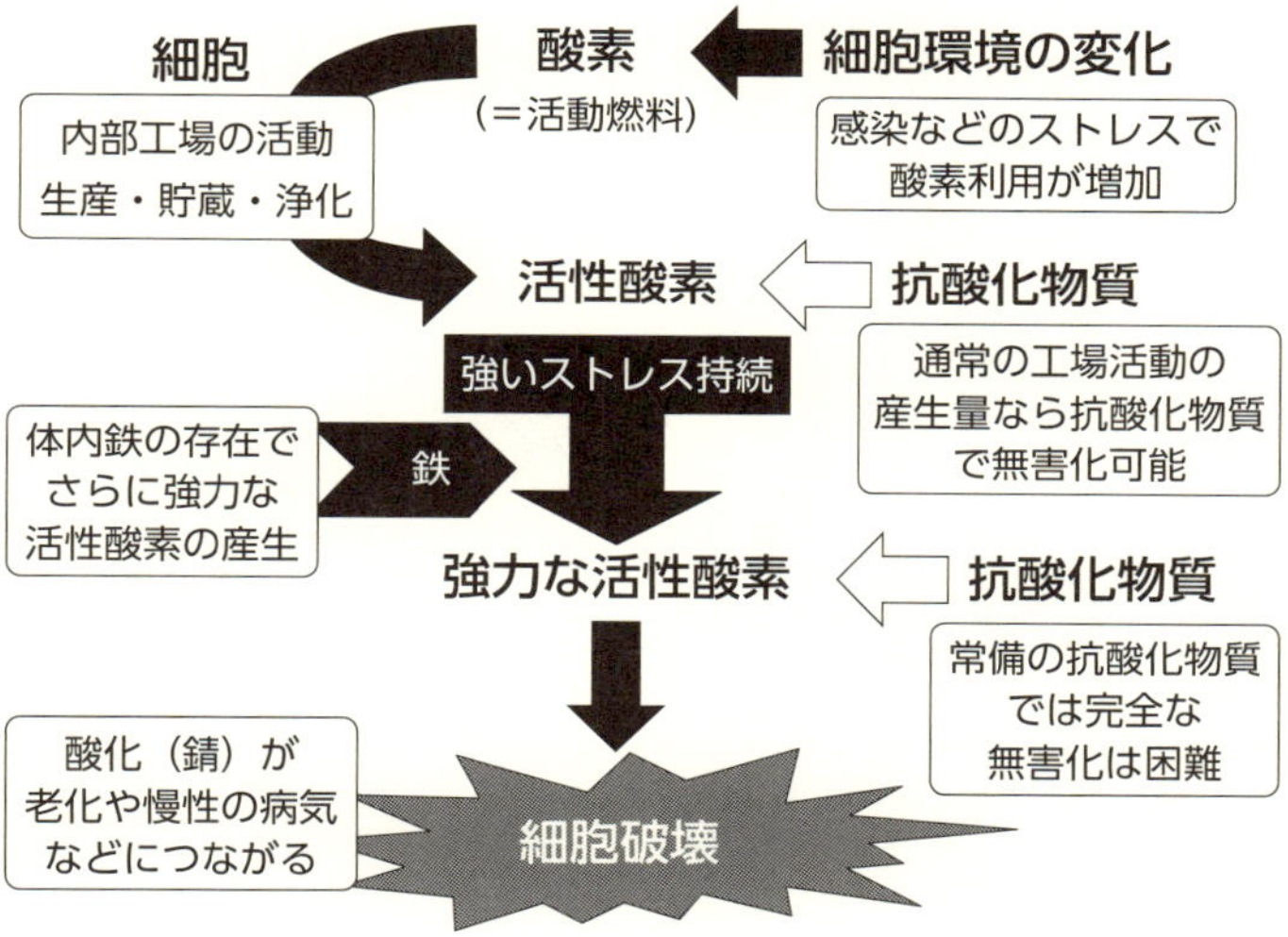

図 7. 酸化を引き起こすストレス反応
細胞内の生命活動では、酸素を燃料として活性酸素を排出しています。通常量の活性酸素なら、ビタミン C やビタミン E などの抗酸化物質により除去されます。しかし、さまざまなストレスが持続的に存在すると、処理能力以上の活性酸素が排出されるだけでなく、体内の鉄の存在により、より強力な活性酸素が産生されます。この強力な活性酸素によって細胞が破壊され、老化や慢性の病気などが生みだされます。

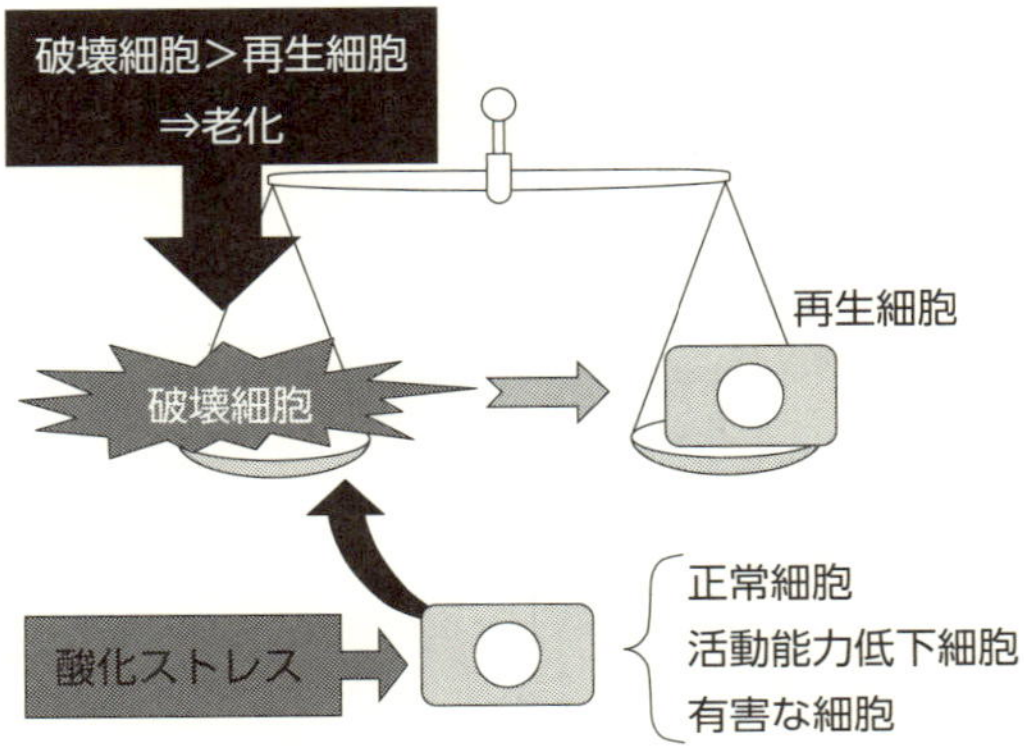

図 8. 細胞の破壊と再生のバランス
酸化ストレスにより細胞が破壊されても、その崩壊した場所に新たな細胞が再生されます。ストレスが強いと破壊される細胞数に対して、再生される細胞数が追いつかず、崩壊した跡地が広がることになります。これが老化です。

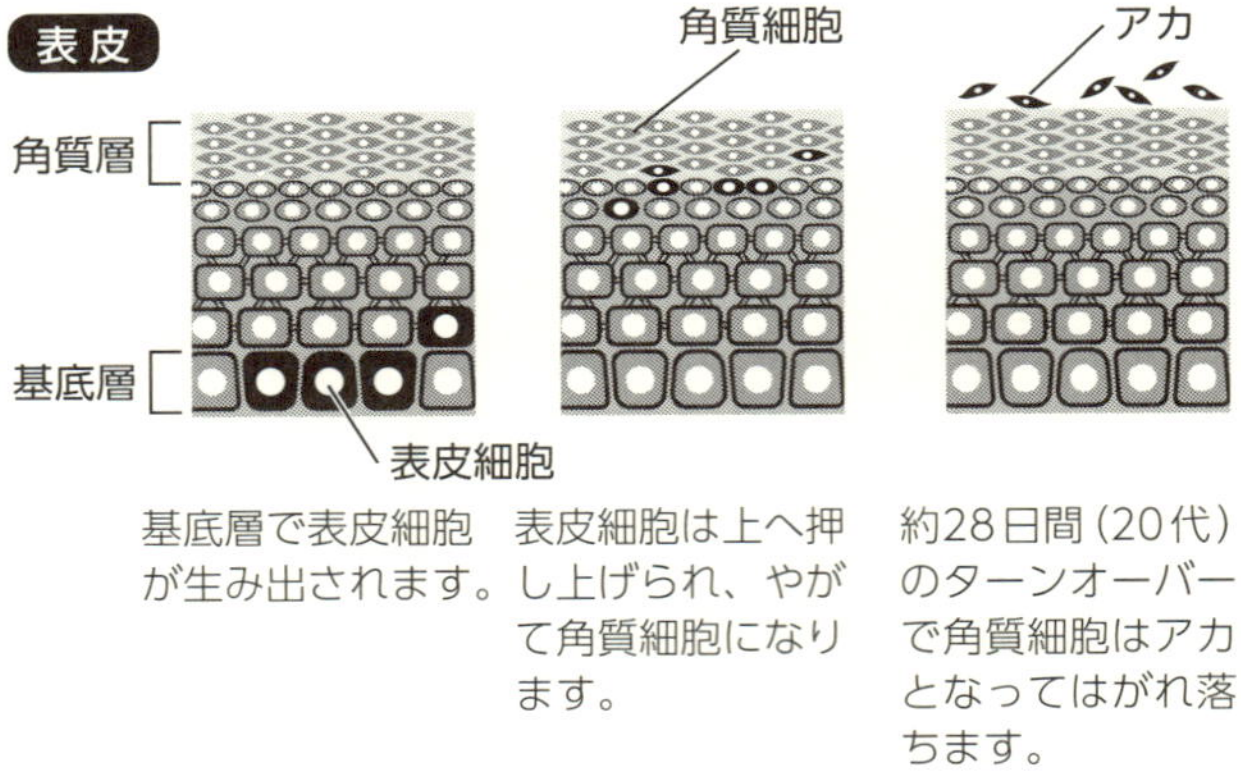

図 9. 肌の再生周期《ターンオーバー》
皮膚は「表皮」「真皮（コラーゲンなどの層）」「皮下組織（脂肪層）」からできており、ターンオーバーは一番表面の「表皮」で行われます。

それが、老化の進行であり、がんも含めた慢性の病気へとつながっていきます。

しかし一方で、活性酸素も酸化も、ある程度は絶対必要です。傷ついたり寿命が近づいたりして活動能力の落ちた細胞を、速やかに排除する必要があるからです。そうしないと、新しい細胞に交換することができません。こうした現象を、細胞の再生と呼びます（図8参照）。さらに、活性酸素は体内で暗躍して健康を害するようなバイキンやバイキンに感染した細胞をやっつけてもくれます。ちょっと話はそれますが、布団を太陽光にさらして干すのは、紫外線によって発生した活性酸素で、布団についた雑菌やダニを殺すためです。

通常の「酸化」現象による細胞死なら、それに伴う再生で細胞は元のみずみずしい状態に戻ります。ところが、尋常でない細胞死が続くと、再生が追いつかず、細胞が朽ち落ちて老化が加速します。

実際、肌の細胞も定期的に再生を繰り返しています。古い細胞はどんどん表面に押し上げられて、最後はアカとなってはがれ落ちます。これは、肌が美しく生まれ変わるための大切な過程で、ターンオーバーと呼ばれます（図9参照）。20代ではおよそ28日周期で新しい細胞（角質細胞）が肌表面に現れますが、その後、加齢とともに再生間隔が間延びし、40代では約40日となります。それだけ肌表面の古い細胞層の角質層が厚くなってかたまり、肌の若返りが遅れるのです。逆にターンオーバーが早くなりすぎると肌の表面が弱くなってしまい、肌荒れなどの問題を引き起こし、毛穴が目立ったりします。正常なターンオーバーを邪魔するものは、ストレスを中心とした悪しき生活習慣です。

心身のストレスによって生み出された過剰な活性酸素が細胞死まで招くわけで、こうした反応を特に「酸化ストレス」と呼んでいます。

肌が太陽光（紫外線）に長くさらされると、これがストレスとなって、肌の細胞では活性酸素が多量に発生して、酸化を受けます。細胞の保護物質でもあるコラーゲンの産生ができなくなり、細胞も死んでしまいます。これが、紫外線ストレスによる肌の酸化であり、老化です。肌は弾力性を失って凹凸が生まれ、たるみ、深いシワやシミができやすくなります。**エストロゲンは、酸化ストレスを防ぎ、コラーゲン産生を活発にして、肌に潤いと美しさを与えることができる**のです。

ですから、**若さをいつまでも保つとは、尋常でない酸化ストレスを抑えて、体内の無数の細胞から必要以上に朽ち落ちて脱落する細胞の数を減らし、細胞の再生を過不足なく維持すること**だといえます。

エストロゲンは、酸化から細胞死を防いでいます。それは、身体全体からみると、さまざまな病気など、広い意味での心身のストレスから女性の健康を守っているということなのです。

女性と肝臓病

私は、1994年から「女性肝臓学」なるものを提唱し、以後、約15年間、ライフワークとして研究してきました。

女性は、肝硬変や肝がんになりにくく、それはエストロゲンの抗酸化作用が、肝臓病の進展にブレーキをかけているからです。これが、「女性肝臓学」というネーミングの原点です。もう少し詳しく説明すると、次のようになります。

肝臓病の最大原因であるC型肝炎ウイルスの感染で、肝臓内では尋常でない酸化ストレスと、局所の炎症反応（感染ウイルスとの攻防反応）が引き起こされ、肝臓の細胞が次々と死んでいきます。再生が追いつかず、脱落した細胞のすき間にコラーゲンが多量に蓄積し、やがて、肝臓は硬くなって、文字通りの肝硬変となり、肝がんを発症することになります。エストロゲンは、この酸化ストレスと炎症反応を抑制し、過剰なコラーゲン産生にストップをかけるのです。

肝臓病だけでなく、過剰な活性酸素の生成と酸化を引き起こすようなストレス反応が、がんを含むさまざまな病気を呼び込んでいます。そして、私たちの身体に入り込み、攻撃を仕掛けるすべての異物に対して、局所の炎症反応を含む身体全体の防御と反撃の反応（免疫応答）の攻防の末に、病気が誕生してしまいます。体内最大の抗酸化物質として、さらに、免疫力を力強く発揮する物質として、エストロゲンは作用しています。

ところで、エストロゲンの全身への作用は、実に不可思議です。現時点でも、そのメカニズムの全容は詳しくはわかっていません。**エストロゲンは、皮下脂肪を増加させる一方、肝臓や腸の周囲に存在する内臓脂肪は減少させ、肝臓内のコラーゲン産生は阻止する一方、肌のコラーゲン産生は積極的に押し進めています。**

親玉ホルモン

エストロゲンやプロゲステロンは主に女性の卵巣で作られますが、さらに、男女ともに副腎から分泌されるＤＨＥＡ《ディーエッチイーエー》（デヒドロエピアンドロステロンの略）と呼ばれるエストロゲンの親玉ホルモンがあります（図10参照）。このホルモン、親玉だけあってエストロゲンの好ましい「若返り」の特質をしっかりと持ち合わせています。

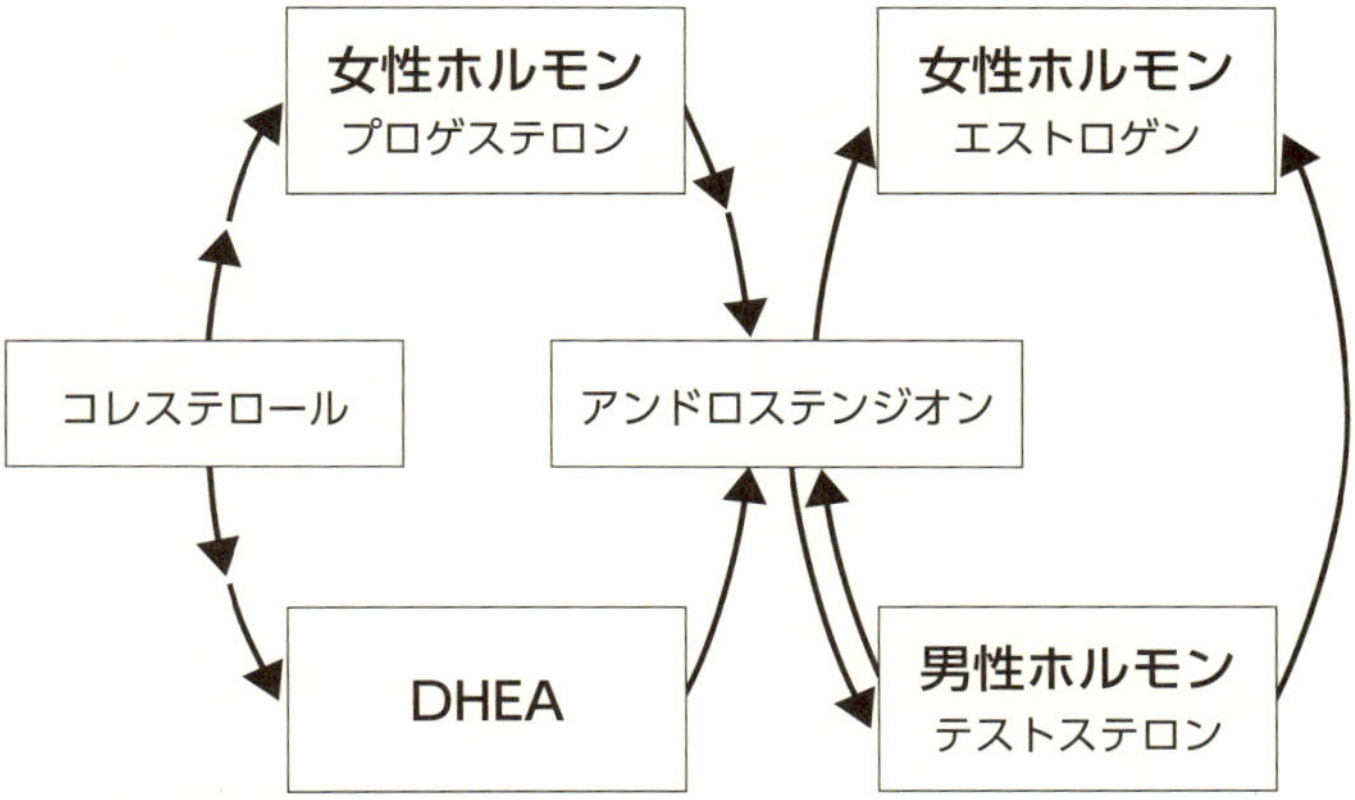

図 10. エストロゲンの親玉・DHEA
エストロゲンとは数種類の同様なホルモンの総称で、最も強い作用をもつエストラジオール以外にも、エストロンやエストリオールと呼ばれるホルモンがあります。エストラジオールは卵巣から、DHEA は副腎から分泌されます。

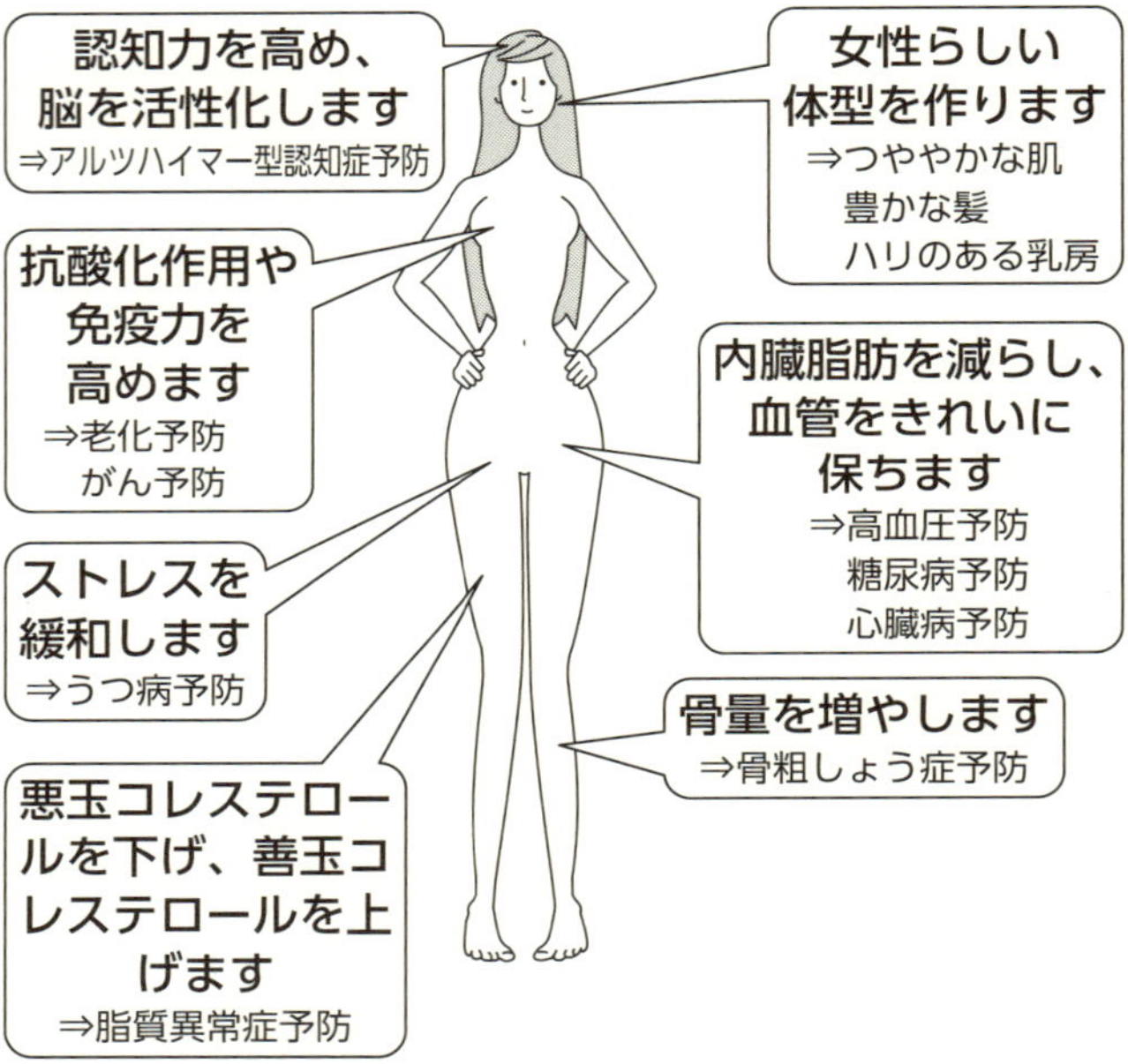

図 11. エストロゲンと DHEA の作用

改めてエストロゲンやDHEAの作用をリストアップすると、図11になります。

あなたは〝鉄の女〟になれません

さらにもう一つ、女性ホルモンだけにしかなし得ない、絶対的なパワーを説明しなくてはなりません。「失う」ことで初めて発揮される摩訶不思議な作用です。

それはエストロゲンとプロゲステロンが協調して作り出す、出産と毎月の生理失血が原因です。これらは、実は、全身のすべての酸化ストレス反応を抑制する優れた出来事となっています。血液（赤血球）に含まれる鉄が、血液と一緒に体外に排出されることで、体内から必要以上の鉄を減らすことにつながっているからです。

「鉄」の働き

体内の鉄の量は、厳格に管理されています。主に汗やアカ、便などに混じって一緒に排泄される脱落した皮膚片や剥離した腸粘膜などには、微量の鉄が含まれています。失われた鉄量は、食べ物から補うしか方法がありません。体内で鉄を作り出すことができないからです。

女性は、出産と、さらに毎月の失血で男性以上に体内から鉄が失われています。

この鉄を「失う」ということが、実は大変ありがたいパワーの源泉なのです。身体にとって、必須なものにも有害なものにもなる活性酸素の産生に、なんと鉄がなくてはならない存在なのです（図5参照）。

鉄は生体にとって必須のミネラルです。大半が血液（赤血球）の構成要員となって、身体の隅々にまで酸素を運ぶ重要な役割を担っています。さらに、細胞の中のさまざまな酵素に使われて、生命維持に不可欠な働きをしています。きわめて大切な栄養素の鉄ですが、一方では強力な酸化ストレスを引き起こす大変やっかいな一面を持ち合わせています。

鉄の量が多いと、必要以上に強力な破壊力をもった活性酸素が生まれ、細胞を死に追いやる酸化ストレスを引き起こします。さらには、細胞の核の中の遺伝子に働き、遺伝子情報を狂わせて、本来あるべき物質が作れず、身体に悪影響を及ぼしたり、がん化させたりします。

また、女性にとっては、最も身近な肌の酸化に深く関わっています。傷ついた肌の細胞を脱落させ、新しい細胞を再生させるために、鉄が仲介して生み出される活性酸素は不可欠な物質です。ところが、肌に含まれる鉄分が多いと、細胞の酸化を早め、肌を乾燥させ、わずかな紫外線やさまざまなストレスで美肌を阻害してしまいます。

一方で酸化ストレスは、悪いことばかりではありません。繰り返しになりますが身体に害を及ぼすようなバイキンや、バイキンに感染した細胞を殺傷したり、機能が低下している細胞を排除して、新しく細胞を再生したりするには、酸化ストレスが必要です。

体内の細胞は、日々の生命活動において、酸素を燃料として産業廃棄物のように活性酸素を排出しています。通常の生命活動で産出される活性酸素量なら、ビタミンC、ビタミンEや特定の酵素など、細胞が常時もっている抗酸化物質により除去されます。しかし、風邪や膀胱炎などのちょっとした感染や、便秘、冷え性、不眠などの体調不良、さらには人間関係の悩みなど、自律神経のバランスを乱すさまざまな心身のストレスが存在すると、処理に困るほどの活性酸素が排出されます。さらにストレスが持続すれば、今度は体内の鉄の存在により、より強力な活性酸素が生まれるのです。この毒性の強い活性酸素は、細胞を錆びさせて破壊してしまいます。体内鉄の量が多ければ多いほど、より多くの強力な活性酸素が生み出されて、周辺細胞も巻き込んで次々に細胞を壊してしまいます。それが老化の進行であり、がんなどの慢性の病気の発生につながります。

年齢層（歳）	成人女性（ミリグラム）		成人男性（ミリグラム）	
	平均鉄摂取量	鉄摂取推奨量	平均鉄摂取量	鉄摂取推奨量
30 〜 39	7.0	10.5	7.5	7.5
40 〜 49	7.3	10.5	8.2	7.5
50 〜 59	7.9	6.5	8.5	7.5
60 〜 69	8.3	6.5	8.9	7.5
70 以上	7.8	6.0	8.7	6.5

図 12. 男女の平均鉄摂取量と推奨量
（『国民健康・栄養の現状－平成 22 年厚生労働省国民健康・栄養調査報告より』から引用改変）

鉄欠乏性貧血とは

特にわが国の閉経前女性には、鉄欠乏性貧血が多く存在します。貧血全体の約90パーセントが鉄欠乏性貧血で、成人男性の発症が約2パーセントなのに対して、妊娠可能な女性では、なんとその10倍の約20パーセントもの割合で認められます。

鉄は赤血球の原材料ですから、体内の鉄の少なさは容易に鉄欠乏性貧血を生みだします。毎月の失血で鉄が失われているのに、それを補うほどには、鉄を多く含むレバー、ヒジキ、シジミなどの食品を多く取っていない現状もあります。鉄欠乏への関心が高く、鉄含有率の高い食品を摂取して鉄欠乏性貧血を予防し

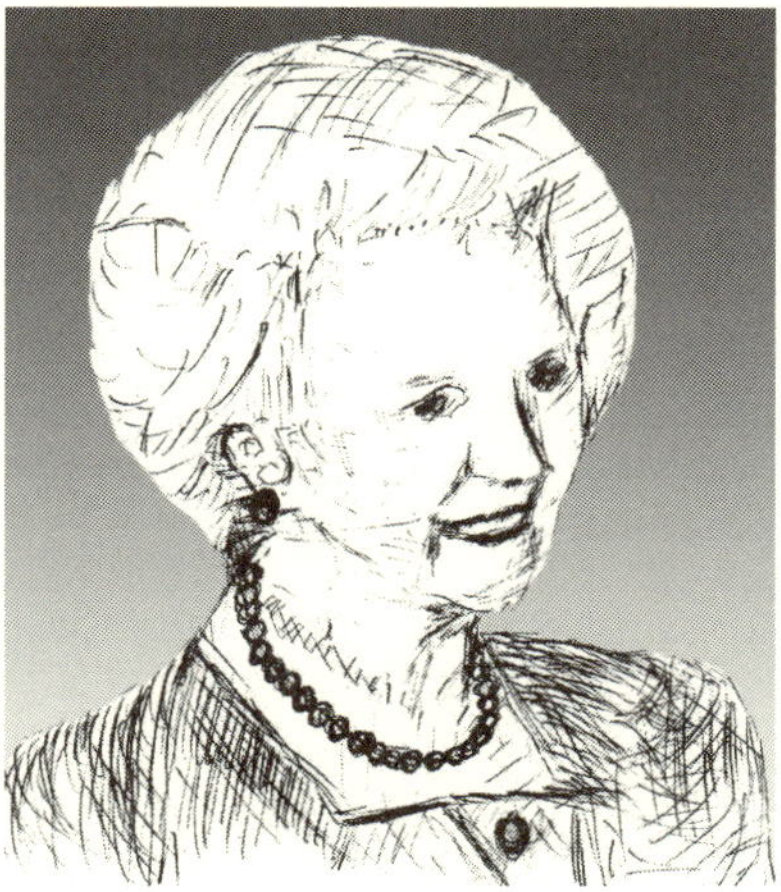

図13. 鉄の女サッチャー首相（在位期間1979～1990年）

ている欧米の状況とは、かなり違っています。

最近の『国民健康・栄養調査』によると、30～40代の男性は、1日鉄摂取推奨量7・5ミリグラムに対して、平均7・5～8・2ミリグラムの過剰な鉄分を摂取していますが、同年代の女性は、1日10・5ミリグラム必要なのに、平均7・0～7・3ミリグラムしか取れていません。日本女性は明らかに鉄不足です（図12参照）。

だからといって、過剰に鉄分を摂取して「鉄の女」を目指さなくてもよいのです。〝鉄の女〟になれないおかげで、間違いなく酸化ストレスの攻撃から自らの身体を守って、同年代の男性より病気やストレスに〝強い〟女性になっているからです。

政治姿勢や言動も含め、一貫して強い女性のイメージを鮮烈に示したことから、「鉄の女」と呼ばれたサッチャー元首相（図13参照）。鉄の意志を貫いた英国最初の女性宰相でしたが、その体内に人より多い鉄を蓄えていたはずはありません。

軽度の鉄欠乏性貧血は気にしない

『国民健康・栄養調査』によれば、女性の一般的な貧血の診断基準であるヘモグロビン12g/dl未満の割合は、30代女性で14パーセント、40代女性で約25パーセントです。この人たちの貧血のほとんどが、鉄欠乏性貧血だと考えられます。

それでは、鉄欠乏性貧血であれば、すべてを治療すべきなのでしょうか？　答えはNOです。

医学的に鉄欠乏性貧血の診断が確定したら、「生理失血」以外に慢性的に体内から血液が失われる病気を除外しなければなりません。肛門付近の皮膚が排便時のいきみで切れて出血したり、血管が腫れあがって出血する「痔《じ》」は、とても頻度の高い病気です。その他、胃潰瘍や怖い大腸がんなどもありますので、こうした病気の治療を優先するのは当然です。

生理失血の貧血はゆっくり進行するため、ほとんどの場合、自覚症状がありません。ときにはヘモグロビン8g/dlくらいの強い貧血になって初めて動悸、息切れ、疲労感などを自覚する人がいます。ズバリ、ヘモグロビン11g/dl前後までの軽度の鉄欠乏性貧血なら、何もしなくてもＯＫ。鉄含有量の高い食品を現行以上に多く取る必要もありません。また、「健康食品」と呼ばれるものの中には、青汁やクロレラなど鉄含有量のきわめて高い食品もありますので、注意してください。

ヘモグロビン値がさらに下まわるような貧血になれば、やはり鉄を多く含む食品を取るようにしましょう。医療機関で鉄剤の処方を受けることも必要になってきます。もちろん、人により生活習慣や体質の違いがありますので、軽度の貧血でも、その改善が心身のストレスを解消し、パフォーマンスを向上させるのであれば、積極的な治療を受ける必要があります。やはり、内科などの医療機関で相談してください。

瀉血と理容師

中世ヨーロッパでは、健康維持や病気の治療目的で、血を抜き取る瀉血《しゃけつ》が盛んでした。意図的に貧血状態にしたわけです。当時は理容師が瀉血、骨折治療、抜歯などを行い、理容外科医と呼ばれていました。

瀉血の間、患者は痛みに堪えるため、棒を杖のように立てて握っていました。棒にも血が滴り落ちることから、棒は最初から赤く塗られました。この赤塗りの棒に洗った白い包帯を吊るして軒先に干した様子が、紅白の螺旋模様看板の起源と考えられています。１７４５年の英国で、理容師と外科医の組合が分裂した際、理容師は赤・白・青の縦長の回転灯、外科医は紅白の看板を掲げるように決められました。

今日、街角で目にする理容店の看板には、実に２７０年の歴史があるのです。

身体と心の更年期症状

50歳前後の閉経に先立って、40代から女性ホルモンの分泌量が徐々に低下し始め、悩ましい更年期症状なるものが気になり始めます。女性ホルモンを作り、分泌するのは主に卵巣です。加齢に伴い疲弊して機能が低下してきた卵巣に、女性ホルモンを作るように脳がせっかちに命令を出し続けますが、分泌量が一向に増えません。エストロゲンとプロゲステロンの分泌量もバランスを欠いたものになります。パニックに陥った「脳のイライラ」が、更年期症状の隠れた正体ともいえます。

欧米女性に比べると、大和なでしこの更年期症状は、一般的に出現頻度が低く、症状そのものも軽いことが多いのです。欧米の学者の目には、大豆消費量の多いわが国の女性だからこその結果だと映っています。味噌、豆腐や納豆などに加工される大豆には、エストロゲンと同じような抗酸化作用を含む多様な優れた効果を発揮する成分、イソフラボン（植物性エストロゲン）が含まれているからです。しかし、すべての更年期の女性に効果があるかというと、その現れ方は千差万別です。

40代後半から、体力的な衰えや身体の様々な違和感を認識することが多くなり、うつ症

身体の更年期症状	
顔のほてり	肩こり・関節痛
汗のかきやすさ	トイレが近い
手足や腰の冷え	便秘や下痢
息切れ・動悸	骨のもろさ
頭痛・めまい・吐き気	膣の乾燥・かゆみ
肌・髪の変化	
肌のかさつき	髪のハリの低下
肌の乾き	抜け毛
肌のたるみ	白髪
シミ・シワ	爪の縦線・割れやすさ
心の更年期症状	
憂うつ	もの忘れ
怒りやすさ・イライラ	疲れやすさ
涙もろさ	意欲低下
不眠	不快感

図 14. 心身の更年期症状

状や性的興味の減退感、記憶力の低下や感情の強い起伏などの要因を考慮すべき場合でも更年期症状と結び付けて考える傾向があります。このうちのどれくらいの症状が、女性ホルモンの減少変化に原因しているのか、わかりにくいのも事実です。

一方で、心身の不調に悩まされてきた女性が、それが考えもしなかった更年期障害だと指摘され、すっかり合点する場合もあります。

典型的な更年期症状は、顔のほてりです。その他、汗のかきやすさ、手足の冷え、息切れ・動悸、頭痛・めまい、肩こり・関節痛、さらにはトイレが近い、便秘・下痢などの身体の不調に加えて、肌のかさつき、乾き、たるみ、シミ・シワ、髪のハリの低下、抜け毛、白髪、爪の縦線・割れやすさなどの肌・髪の変化があります。心の症状としては、憂うつ、怒りやすさ・イライラ、涙もろさ、不眠、もの忘れ、疲れやすさ、意欲低下など、実に多彩です（図14参照）。

つらいときはホルモン治療

本書では、若返り作用のあるホルモンの分泌を強化する方法や、抗酸化物質を多く含む食品の摂取に主眼を置いて、生活習慣を改善することの重要性を説明しています。多くの場合は、そうした生活習慣改善で、誰もが美しく健康な心身を獲得できるはずです。

しかし、本来が精緻なシステムと見事なバランスにのっとって働いている体内女性ホルモンは、その精緻さゆえに、時として、バランスを崩し、暴走したり迷走したりして、個人の努力だけでは制御できないことがあります。すなわち、生理不順が続いたり、または、ひどい更年期症状が現れたりして、自律神経のバランスが乱れ、心身に強いストレスが引き起こされる場合です。そんなときは、どうか我慢せず、一度は婦人科を受診して、診断や治療の必要性を確かめてください。

低用量ピル

まず、生理失血の量が多かったり、生理痛が強かったり、逆に生理が軽微だったりするなど、生理不順に悩まされている人や、女性ホルモン変動が激しくて実際に日常生活に支障が出ている人などには、低用量ピルがあります。低用量ピルのようなきわめて微量のホルモン剤を飲むことで、ホルモンバランスを改善してくれます。ただ、女性ホルモンの分泌量が著しく低下してくる40代後半以降は、低用量ピルの効用は弱くなります。

低用量ピルは、1日1錠を21日間飲み続けて、7日間休む薬です。休薬の時期に出血を起こして、実際の生理に近い状態を繰り返すものです。比較的手軽な薬なのですが、わが国では、ホルモン剤に対する誤解や過剰な拒否反応もあって、残念ながら欧米ほどには普及していません。

低用量ピルで、生理痛も効果的に改善します。多かった出血量が軽減し、重い鉄欠乏性貧血も劇的によくなります。ホルモンバランスを整えることでニキビや肌荒れもよくなり、多毛症の人は改善し、女性本来の美しさを取り戻せます。卵巣腫瘍や子宮がんになる危険性を低下させる効果もあります。

副作用として、少量の性器出血や吐き気などが服用当初に出ることがありますが、自然と慣れてきますし、薬の種類を替えればなくなったりします。

ホルモン補充療法

顔のほてりや汗のかきやすさなどの更年期症状がひどい場合は、ホルモン補充療法を考慮します。20代や30代には早過ぎますが、45～55歳前後の閉経期周辺の女性におすすめする治療です。

エストロゲンには、飲み薬、塗り薬（ジェルタイプ）、貼り薬（パッチタイプ）の三種類があります。塗り薬と貼り薬は、皮膚から薬効が吸収されるタイプで、飲み薬に比べて肝臓への負担が少なく、昨今主流になっています。飲み薬には、肝臓にダメージを与えたり、中性脂肪を増やしたりするなどの副作用を認めることがあります。

プロゲステロンは、飲み薬と子宮内挿入タイプ（５年間有効）があります。エストロゲン単独では子宮細胞を強く増やすことで子宮がん発症の危険がありますが、エストロゲン作用に対抗するプロゲステロンを併用することで、子宮がんを防ぐことができます。

ホルモン補充療法はつらい更年期障害を解消するだけでなく、女性を心身から若返らせる力があります。尿もれや膣の炎症を効果的に予防・改善し、血管を守って脂質異常症（以前は、高脂血症と呼ばれていた、悪玉コレステロールのＬＤＬ《エルディーエル》コレステロールが高値だったり、善玉コレステロールのＨＤＬ《エッチディーエル》コレステロールが低値だったりする場合の病名）や動脈硬化を防ぎ、骨粗しょう症、うつ病、アルツハイマー型認知症などの病気をしっかり予防してくれます。

その一方で、副作用として、胸や下腹部が張る、吐き気がする、身体がむくむ、性器出血などの不快な症状を治療当初に認めることがあります。さらに、子宮がんや乳がんの心配も出てきます。特に後者は、２００２年に米国で発表された報道が影響しています。それは、「ホルモン補充療法を5年以上受けた人は、乳がんになる危険性が高くなる」というものです。しかし、その後のヨーロッパの調査やわが国の厚生労働省の研究班が行った調査では、ホルモン補充療法をすると、むしろ乳がんになる危険性が減少するといった、まったく逆の報告さえあります。

いずれにしろ、わが国では依然ホルモン補充療法の副作用を心配する人や、治療に抵抗を感じる人が少なくないのですが、医療機関で適切な健康管理をしながら、5年くらいを目安に試してみてください。

誤解のないように説明を加えると、低用量ピルでもホルモン補充療法でも、こうした治療をいきなり開始したりはしません。子宮がんや乳がんのある人、血管が詰まりやすい（血栓症）人などは、ホルモン治療は受けられません。医療機関では、ホルモンの採血検査などを行い、心身の状態やそれまでの生活習慣などを把握し、さらに本人の希望などを総合的に判断したうえで、一般的には漢方薬が最初に処方されることが多くなっています。そして、そうした漢方薬でも改善が認められない場合に、ホルモン治療が考慮されるのです。

西洋医学では特定した病気の原因にアプローチして治療しますが、漢方は、原因不明でも患者の心身のバランスを改善することで、自然治癒力を高めて健康を得ようとする治療です。特に婦人科では、女性ホルモンと心身のアンバランスによって引き起こされた様々な症状に対して、漢方薬がよく処方されています。

どんなことでも、まずは婦人科や内科などの医療機関で担当医師に相談してください。

エクオールの存在を気にしない

味噌、豆腐や納豆などの**大豆食品**には、**植物性エストロゲンと呼ばれるイソフラボンが含まれていて、エストロゲンと同様な抗酸化作用を発揮する**ことはすでに述べました。また、大豆イソフラボンには、ダイゼインとゲニステインなど少しだけ構造の違う種類のイソフラボンが含まれていて、さらに腸内に生息する腸内細菌（エクオール産生菌）により、ダイゼインからエクオールという、より強力な植物性エストロゲンを生み出す働きもあります。

このエクオールは、昨今、大変話題になっています。それはエクオールが、ダイゼインやゲニステインよりも強く体内の特定のエストロゲン結合部位（受容体）にくっつくことで、すべてのイソフラボンの中で一番のエストロゲン活性を示すからです。具体的な例で述べますと、たとえば閉経後の骨密度の低下を抑制するエクオールの力は、エストロゲンには及ばないもののダイゼインやゲニステインよりも強いということなのです。しかし、腸内にエクオール産生菌をもっている日本人が、約50パーセント（ちなみに欧米人は約30パーセント）しか存在しないというのですから、心穏やかではありません。同じように味噌、豆腐や納豆などの大豆イソフラボンを摂取しても、エストロゲン同様の効果の発現程度は、エクオール産生菌の存在有無に左右されることになります。

エストロゲン受容体は、子宮、卵巣、乳腺などの女性特有の臓器にとどまらず、皮膚、脂肪、筋肉、骨、脳、心臓、血管、腸、腎臓、肝臓など体内のほとんどの場所に存在しています。

強いエストロゲン活性を示すエクオールが多く存在すると、やっかいなことにエストロゲン受容体を占拠してしまうことで、本来のエストロゲンがその受容体へ結合できなくなる恐れもあります。ほどほどの活性で、ほどほどの量が体内に存在するほうがよいこともあります。大事なことは、エクオール産生菌をもっているのかどうか、エクオールを作り出せるのかどうか、ではありません。

何より、**私たち一人ひとりの腸内には、エクオール産生菌以外にも実に１０００種近い**

腸内細菌がすみついています。しかも、その腸内細菌数は、私たちの身体を構成している細胞の総数約60兆個の数倍から10倍に達する天文学的数字です。私の腸内のその１０００種近い細菌リストやそれぞれの細菌量は、たとえ私の妻であっても同じではありません。だからある特定の腸内細菌の存在に、神経質になる必要はありません。

食生活習慣、排便状況、自律神経のバランスや免疫力など腸内環境の違いにより、容易に腸内細菌リストや細菌量が変化するのです。

現実に、エクオール産生菌をもっている人の割合には地域や世代で違いがあり、比較的納豆嫌いの多い近畿地方で低く、大豆食品を摂取しなくなっている20代では20～30パーセント程度しか認めません。味噌、豆腐や納豆などの大豆食品そのものに腸内環境を整える働きがありますし、野菜や海藻類などに多く含まれる食物繊維や、ヨーグルトや牛乳などの乳製品なども、腸内環境改善作用があります。エクオールの存在など気にしないで、毎日しっかりとこうした食品を摂取しましょう。

女性に多い便秘と冷え性

一般的に「性差医療」という言葉を認識している人は、残念ながら少ないと思います。

性差医療とは、男女のホルモンバランスや身体構造などの生物学的な違い、および生活習慣などの社会文化的な違いなどにより引き起こされる病気や治療法の差異を念頭において行う医療のことです。米国では、１９９０年代から本格的に動き出していますが、わが国では２０００年代に入ってようやく注目されるようになりました。

私自身は、そうした性差医療の流れとは無関係に、肝臓病になりにくいという女性の優れた特徴的パワーの存在を、「女性肝臓学」として１９９４年から提唱していました。私の独自性を自慢げに主張するのはそれだけにして、ここでは、生物学的な違いに由来する便秘と冷え性を取りあげます。健康美人になるために、ぜひとも理解してほしい性差です。性差の認識があってこそ、その対策もより有効なものになるからです。

便秘

女性は、男性に比べて筋肉量が多くありません。40代日本女性の平均体重55キログラムの筋肉量（約18キログラム）は、同年代男性の平均体重70キログラムの筋肉量（約24キログラム）の75パーセントにしかなりません。

腸の伸び縮みの繰り返し運動（ぜん動運動）は筋肉によって支えられていますから、筋肉量が少ないと、そのぶん便を押し出す力が弱くなります。さらに骨盤の中が男性より広く、長い腸が骨盤内に落ち込んで、ぜん動運動がスムーズに行われない場合があり、便秘が起こりやすいのです。

便秘とは、一般的に「3日以上排便がない状態、または毎日排便があってもまだ便が残っていると感じる状態」と定義できます。

便秘があること自体、腸のぜん動運動が低下していることを意味します。自律神経の副交感神経がぜん動運動を支配していますから、便秘は副交感神経が弱くなって、反対に交感神経が興奮していることを示します。正常なぜん動運動が行われず、腸に沿って流れる血液も停滞します。このため、腸内の食べ物から必要な栄養素を効率的に抜き取れず、全身のエネルギー活動が低下してしまいます。

身体の中には、口から始まって胃・腸そして肛門へと続くトンネルのような構造の消化管が存在します。そのため、消化管には口から入ってくる食べ物のほかにも、細菌やウイルスなどの病的な異物も容易に侵入可能です。これらの異物の侵入に対処できる最大の免疫機能の場所が腸で、全身の約70パーセントの免疫細胞が集まっています。ぜん動運動や血液の巡りが悪くなれば、その免疫作用も低下してしまいます。処理しきれない食べ物のエネルギーは脂肪として体内貯蔵され、老廃物は腐敗し、そのために発生した毒素が全身に運ばれてしまうのです。

便秘になると、必要栄養素が全身の細胞にゆきわたりにくく、エネルギー活動低下と脂肪蓄積から肥満体質に変貌してしまう可能性もあります。新陳代謝を遅らせ、免疫力が低下するうえに自律神経失調状態にも陥ってしまうのです。また、それとは反対に自律神経の乱れが、ダイレクトにぜん動運動の不調を招いて便秘を引き起こし、新陳代謝や免疫力が低下することになります。

便秘は、特に肌の新陳代謝を阻害することから、シミやシワの修復を遅らせ、美肌を損なってしまいます。また、老化を早めたり、なんと大腸がんをも引き起こしたりします。たかが便秘、ではないのです。

冷え性

女性の筋肉量の少なさは冷え性とも深く関係しています。

冷え性の定義は様々ですが、一般的に「体内の温度と手足や肌表面の温度に明らかな較差がみられ、暖かい環境下でも身体表面の体温の回復が遅く、多くの場合、冷えの自覚を認める状態」です。

筋肉はじっとしているだけで熱を産生することができますが、筋肉量が少なければそのぶん生み出される熱は少なくなります。しかも、筋肉の周囲には血管が縦横に走っていて、血液が豊富に存在しています。筋肉量が少ないと、筋肉の伸び縮みによるポンプ運動が弱くなり、血液を全身に巡らせる働きも低下しがちです。こうした筋肉の熱産生能力とポンプ機能の低下傾向だけでも、全身が温まりにくく、冷え性が発生しやすくなります。

そのうえ、女性は男性より脂肪が多いことも誘因になっています。脂肪には血管がほとんど存在していませんので、体内の熱を逃がさない断熱効果が抜群です。しかし、逆にいったん熱を失うと体外から熱を加えても、伝わりにくく、温まりにくい現象が起こります。これが、女性が冷え性に悩まされるもう一つの理由です。

自律神経は体温調節の司令塔です。寒いと感じると、熱を体外に逃さないように交感神経が活性化して血管を収縮させて血液の流れを減らし、筋肉をふるわせて熱を作りだします。やがて、寒さが和らぐと副交感神経が働いてリラックスする状態に戻ります。ところが、便秘、不眠、疲労などといった、ちょっとした体調不良や生活習慣の乱れでもストレスとなって、自律神経の体温調節が機能しなくなります。

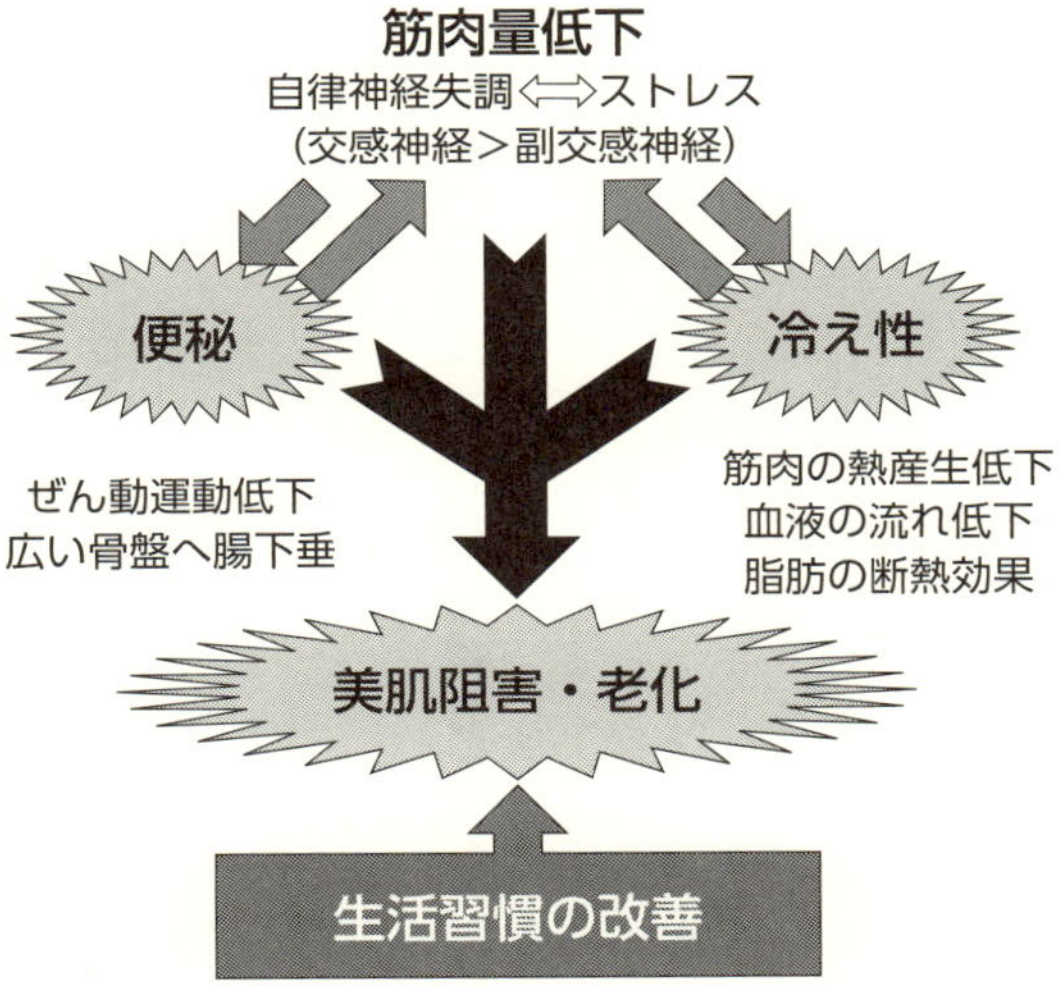

図 15. 便秘と冷え性
便秘・冷え性はともに、女性の筋肉量の少なさが主要原因で、美肌を阻害し、老化を早める可能性があります。また、ストレスがそれらの症状を引き起こしたり悪化させたりします。対策は運動して筋肉量を増やすこと、食事、入浴、睡眠など、日常生活全般において生活習慣の乱れを改善して、ストレスを防止することです。

便秘同様に、ここでもストレスが冷え症状を引き起こしたり悪化させたりします。そして、全身の皮膚への血液の巡りが滞るので肌の新陳代謝が遅れ、免疫力が低下して、美肌を阻害し老化を早めてしまいます（図15）。

便秘と冷え性は、きわめて類似した原因、すなわち筋肉量低下と自律神経失調という共通した要因を背景に、生活習慣の乱れによって引き起こされる病気です。相互に密接に関連して女性を悩ませます。

わが国に特徴的な体質と和食文化

生活習慣に関する話を始める前に、確認しておきたいことがあります。

それは、日本女性が世界のどこの国の女性よりも長寿であることです。２０１４年度「世界保健統計」で日本女性は長寿世界一（平均87歳）です。ちなみに男性の平均寿命は80歳で、世界第8位。男女合わせての平均寿命では堂々の世界第1位。この素晴らしい快挙は、〝良くも悪くも〟日本人の食文化を含む社会生活基盤と、日本人が脈々と受け継いできた遺伝素因が生み出した成果です。

〝良い〟食文化の**特徴の筆頭は、大豆の一人当たりの摂取量が世界第1位であること**。大豆は、味噌、豆腐、納豆などとして加工され、食されます。前に述べたとおり、大豆に含まれる大豆イソフラボンには、エストロゲンと同様、若さを保つ作用があります。

2番めの特徴は、「不飽和脂肪酸」の摂取量も欧米の3倍以上と高いこと。不飽和脂肪酸とは、サンマ、イワシ、サバなどの青魚に多く含まれるもので、血液をサラサラにして動脈硬化を防いだり、エストロゲンの作用を助けたりします。

また、忘れてならないのが、日本独特の製法で作られた緑茶（煎茶、ほうじ茶、抹茶な**ど）を常飲していること。**日本の**緑茶には、カテキンと呼ばれるエストロゲンに似た抗酸化物質が含まれ、**欧米やアジア諸国でもブームになるほど注目されています。

さらに、日本民族の特徴として、生まれながらの「体質」があります。私たちの半数近い44パーセントは「酒が飲めない遺伝子」をもっていて、「酒に強い遺伝子」しか持ち合わせていない欧米人ほどには酒が飲めません。そのため、酒の飲み過ぎに由来する病気が比較的少ない民族なのです。

一方、〝悪い〟食文化の特徴の代表格は、**塩分の摂取量が、現在でも世界の成人一人当たりの1日平均摂取量（6グラム余り）の倍近い10グラム余りもあることです。**これでも、1960年代までのわが国の状況と比べると、著しく改善しています。当時は高血圧がより高頻度で発症し、脳卒中死亡率が世界で最も高い国だったのです。その後の国を挙げての減塩対策が実り、高血圧発症率や脳卒中死亡率も激減しています。

もう一つ残念なことは、**肥満になりやすく、さらには糖尿病にかかりやすい遺伝素因（倹約遺伝子）を先祖代々受け継いでいること**です。

糖尿病とは、血糖値を下げる作用のあるインスリンの分泌量や機能が低下することによって起こる、高い血糖値状態の病気です。日本人はもともと欧米人の50～75パーセントのインスリン分泌量しかないので、糖尿病にもなりやすいのです。インスリンには、摂取した脂質をエネルギーとして貯蔵する働きがあります。ですから、脂質の取りすぎが続けば、必要以上のエネルギーが蓄積することになり、肥満がもたらされるのです。

日本人に、インスリン分泌量が少ない理由は、これからお話しする倹約遺伝子の特徴です。

農耕民族であった日本人の祖先は、長い間、肉食や脂肪摂取の習慣がほとんどありませんでしたから、脂質をエネルギーに変えるインスリン分泌量が少なくても問題になりませんでした。それゆえ、食糧事情の厳しい大昔、飢餓を生き抜くために、わずかな食糧でも日常の生活活動が可能で、効率的に脂肪をエネルギーとして備蓄することができる遺伝素因（倹約遺伝子）を獲得しました。ちなみに狩猟民族であった欧米人は、肉食や高脂肪食の習慣のために日本人より強いインスリン分泌が必要でした。

その後も、50年前（１９６５年）まで、私たちの脂質摂取の割合は食事の総カロリーの15パーセントほどしかありませんでした。しかし、高脂肪食のあふれる現在、脂質摂取の割合は、倍近い26パーセントにまで跳ね上がっています。私たち日本人は「倹約遺伝子」を欧米人の２～４倍も多くもっているため、取りすぎたカロリーは、慢性的運動不足とあいまって効率よく脂肪として身体についてしまい、肥満を引き起こします。

第二部

実践編

健康美人は朝つくられる

夫に生活習慣改善宣言

40代から出現する可能性のある**更年期症状も、食事や運動を含む生活習慣を見直し、ストレスのない心身の環境を整えることで、相当な軽減と予防が可能**です。

先に述べましたように、わが国の女性は、欧米女性と比べ、植物性エストロゲンの宝庫である大豆消費量がきわめて多く、更年期症状の出現頻度そのものが他国と比べて平均的に低いのです。大豆を原料とする味噌、豆腐、納豆などの日常的な摂取という、欧米の研究者がうらやむ食文化の伝統があるのですから、欧米化した食生活習慣を適正に見直すことで、さらなる美しさと健康をもたらすことを理解していただけると思います。

また、更年期障害の予防において身体を動かすことの重要性が、体内のエストロゲンやその親玉のＤＨＥＡの分泌量を増やすという一点においてだけでも証明されています。卵巣からのエストロゲン分泌がストップしても、全身の脂肪から少量ながらエストロゲンが生み出されます。これらの**脂肪からのエストロゲン分泌は、なんと運動によってしっかり**

と増加するのです。

また、副腎からは「若返りホルモン」の特徴をもつエストロゲンの親玉、ＤＨＥＡが分泌されます。しかも、運動、なかでも下半身の筋肉を動かす運動によって、副腎からのＤＨＥＡ分泌も増えるのです。

しかし、エストロゲンの絶対量が減るのなら、エストロゲンだけに頼らないで、限られたエストロゲン効果を補助するような生活習慣の実践こそが、本書で述べたい最大のテーマです。それは、エストロゲンに代わって、抗酸化効果やストレス抑制効果などを、心身で最大限発揮できるような生活習慣を獲得することです。同時に、エストロゲンとも関係する他の若返りホルモンも強化することにより、いつまでも美しく、健康でいられるようになります。

さあ、今から生活習慣改善に取り組みましょう。

その前段階として、世の男性諸氏、オヤジ族を代表してもの申したい。気になる生活習慣の改善に関して、身近なパートナーに相談していただけないでしょうか。私の個人的願望も込めて、要求したいと思います。もしパートナーが、これまで相方の生活習慣に無関心だったとしても（残念ながら、私はこのタイプ）、彼だって相談されて〝悪い気〟はしません。表面では一笑に付したとしても、本心では喜々として協力したいのです。家族との良好な協力関係が、これからの望ましい生活習慣のスタートと、その定着に不可欠です。それに、様々な悪しき生活習慣は家族と共有しているはずです。パートナーにも意識改革のチャンスを与えれば、彼を救う〝人助け〟にもなるのです。ぜひ、家族を巻き込んでください。

起床直後のうがいと歯磨き

それから、歯の健康状態をチェックすることも忘れずに。意外に思われるかもしれませんが、実は歯は口内だけでなく、全身の若さをキープするうえで重要な器官なのです。

毎食後いつも歯磨きをされている方も、ぜひ一度、歯科受診をして、歯の健康状態をチェックしましょう。もし虫歯や歯周病が存在すれば、食生活・会話・運動など日常生活すべてに悪影響を及ぼします。**生活習慣改善の第一歩、それは間違いなく口内衛生の習慣改善です。**

虫歯とは、飲食物の糖分を細菌が分解して作りだす物質によって、歯の一部が溶けてしまう病気です。歯周病は、歯の周囲の歯ぐきなどに細菌が感染して起こる病気です。最近、

歯周病になると糖尿病を発症する危険性が高くなることが明らかになりました。歯周病の原因である細菌の毒素や病気の歯ぐきから出る物質が体内に入り込み、インスリンの作用を弱めて、血糖のコントロールを悪化させてしまうからです。

歯を失う原因の40パーセント余りが歯周病で、30パーセント余りが虫歯です。歯を失う原因の大半が歯周病と虫歯で占められていることになります。最新の全国調査では、45～54歳で残っている歯は一人平均で約26本（永久歯は親知らずを除き28本）、55～64歳は約23本、65～74歳は19本、75歳以上では約13本と半数以上の歯が失われている状態です。

ですから、1本でも歯を失うことは、残りの歯すべての不健康な危機状態を知らせる断末魔の叫びともいえます。歯周病や虫歯は生活習慣病そのものであり、その存在は、食生活・会話・運動など、すべての日常生活活動を鈍らせ、支障をもたらす危険因子なのです。歯科受診で歯周病や虫歯の存在を指摘されたなら、しっかり治療を行いましょう。そして、歯を失わないために、少なくとも起床時と就寝前にうがいと歯磨きをします。**特に起床直後のうがいと歯磨きが大事**です。

朝起きた直後の口の中は、一晩ぬくぬくと成長した細菌が周囲に毒素をまき散らしながら、傍若無人に居座っています。さらに、知っておいてほしいのは、前夜に飲酒した場合の注意点です。たとえ朝になって、「酒臭さ」が口の中から消えていたとしても、「酒臭さ」の張本人であるアルコールの分解毒素（アセトアルデヒド）が、だ液に混ざって残っています。ですから、うがいもしないままの目覚めてすぐの飲水は、決して行ってはいけません。細菌毒素やアルコール分解毒素を、だ液もろともに飲み込んでしまうからです。うがいには、殺菌効果のあるデンタルリンスがおすすめです。効率的に殺菌してくれ、その後の歯磨きがより有効になります。歯間ブラシも併用しましょう。

歯科受診だけではなく、子宮がんや乳がんの婦人科検診も受けることをおすすめします。子宮がんは20～30代に好発するがんです。閉経前までの女性の一般的な健康診断では、同年代の男性に高頻度に認められる内臓肥満、脂質異常症、高血圧、糖尿病などの生活習慣病が少ないのです。多くの閉経前女性が、健康診断で「あなたは健康です」と太鼓判を押されるのです。それで「安心」してもらわないためにも、婦人科検診が必要です。

閉経前は少なくともエストロゲンが内臓肥満を抑え、悪玉（ＬＤＬ）コレステロール値を下げ、善玉（ＨＤＬ）コレステロール値を上げて、高血圧や糖尿病を明らかに防いでいるからです。**閉経前女性で怖いのは、子宮がんや乳がん、大腸がんや胃がんの発症です。**なぜひとも、40代のうちに一度、子宮がんや乳がん、そして大腸がんや胃がんの検診をしま

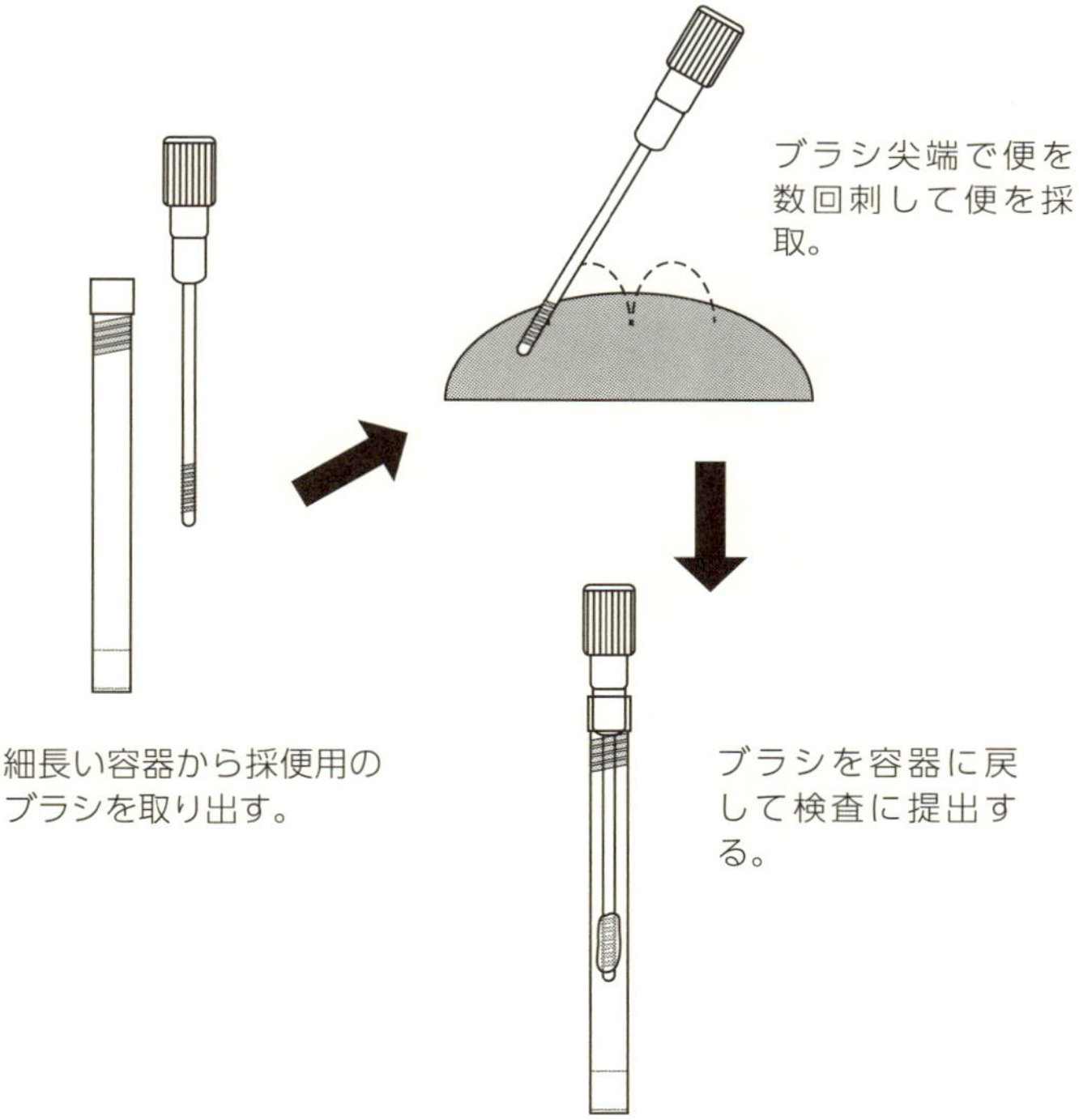

図 16. 便潜血検査
ボールペン程度の太さの容器の中に、採便用のブラシが収まっています。一般的には2日分の便を提出します。2日分のどちらかでも血液が混じっていたなら、大腸内視鏡検査を受けましょう。

しょう。

特に大腸がん検診で実施されている「便潜血検査」について、述べておきます（図16参照）。大腸がんの多くは大腸内の出血を伴い、便に血液が混じっています。この便に混入した血液の存在有無（潜血反応）を確かめるのが便潜血検査です。ただ、大腸がん以外にも、大腸ポリープ、大腸炎や痔などの肛門付近の出血（女性では生理失血が便に付着することも）でも便の潜血反応が「陽性」になる場合がありますが、便潜血検査で陽性なら、迷うことなく大腸内視鏡検査を受けましょう。

悪玉コレステロール値が高いとき

日本は欧米に比べ、コレステロールの〝正常値〟が低く設定されています。このためか、特に50歳以降の女性では、正常値を超える人が約半数にのぼるほどです。

日本女性は、たとえ総コレステロール値（悪玉と善玉のコレステロール以外にも、数種類のコレステロールがあります）が高くても、伝統的に魚を多く食べる習慣から、欧米女性のように心筋梗塞や脳卒中のように生命に関わる病気に発展するケースが少ないと世界的に認知されています。こうした状況を受けて、２０１２年改訂の「動脈硬化性疾患の予防ガイドライン」では、女性の悪玉コレステロール値がたとえ正常値の１４０㎎/dlを超えても、１８０㎎/dl未満なら、まずは生活習慣の改善で経過観察することが推奨されるようになりました。

宿便解消で健康美人

還暦を過ぎたとき、私は検診目的で大腸内視鏡検査を受けました。医師としてのキャリアを消化器内科医としてスタートしましたので、内視鏡検査を行う側から、このときは受ける側に回ったわけです。内視鏡検査に関連した薬剤や機材などは、ここ20年ほどで確実に進歩しています。検査前に服用する「強制的な排便」の処置薬により、腸内の便を残らず体外に排出してくれますし、大腸内視鏡検査自体も格段に楽になっています。検査（私の結果は、小さな大腸ポリープ1個）が終わって、いの一番の感想は、「お腹がスッキリして、気分爽快」で、だから「毎日でも徹底した排便を実施したい」気持ちだったのです。私だけでなく、誰もが一度や二度は経験したことがあるはずです。腸内にまったく食べ物が残っていない状態、すなわち宿便のまったくない状態が、どれほど心身に爽快感をもたらし、その後は、ごく少量の食べ物でも実に美味しく、極上の満足感を得ることができるかを。

腸は、外からの異物に対処する免疫をつかさどる大切な場所で、たくさんの血管や神経が通っています。また、腸と脳は自律神経でつながっているため、腸は脳の働きとも密接に連動して作用し、「第二の脳」といわれるほど大切な場所です。

残念なことに、便秘は女性に多くみられます。前述したように、男性に比べて筋肉量が少なく、便を押し出す力が弱いうえに、広い骨盤内に長い腸が落下してリズミカルなぜん動運動が損なわれる可能性があるからです。

こうした女性の身体の構造的な特徴を踏まえたうえで、便秘対策で大切なことは、運動不足を改善して筋肉を鍛え、自律神経の働きを調整してストレスを防止することです。特に、運動不足が自律神経の不調を招いていることを認識してほしいと思います。

繰り返しになりますが、ストレスとは、興奮モードの交感神経が高まり、リラックスモードの副交感神経の活動が低下している状態です。腸のぜん動運動は副交感神経がコントロールしているので、ストレス状況が続くことは、直接ぜん動運動を抑制して、便秘を引き起こす主要な原因になるのです。

具体的な腸のストレス対処方法は、本書で述べるすべての生活習慣の改善そのものです。重複することを承知で簡単に述べます。

まず、**朝日をしっかり浴びましょう。**室外が曇りでも雨でもかまいません。外に出る必要はなく、窓際でＯＫです。〝夜行性〟の副交感神経がオフになり、〝昼行性〟の交感神経にスイッチが入ります。自律神経にメリハリをつけることが、副交感神経のスムーズなリセットにつながります。

もう一つ、**紫外線を毎日浴びることで、特に40代までの比較的若い女性に多くみられる「冬季うつ」と呼ばれる病気を予防することができます。**

カラッと晴れ上がった日はウキウキするのに、どんより曇った寒い日などは不安やイライラがつのる人がいます。毎年冬になると気分の落ち込みが大きく、「いつも眠い（過眠）」、「食欲が増し、スイーツやご飯・麺類が欲しくなる（過食）」や無気力・無関心などのうつ病に似た症状が現れ、冬が過ぎて日照時間の延び始める3月頃には自然に治ります。ストレス以外の何物でもありませんので、普段から朝日をしっかり浴びることから始めてください。

　起床後は排便です。便が肛門近くまで下りてきて、腸のセンサーから脳に伝達されて便意を感じているなら、それを逃さず実行します。**朝にしっかり食事をしましょう。**朝食後は、起床後に次いで、1日の中で強い腸のぜん動運動が起こりやすいので、このときの排便もおすすめです。**便秘の人は、1日の水分摂取量が少ないと思ってください。**覚悟を決めて水分をしっかりとります。**1日にコップ8杯前後が目安です。**ただし、冷たい飲み物ではなく、温かい飲み物を中心に回数を分けてとりましょう。そして、**1日に1杯は味噌汁を飲みます。**味噌は植物性エストロゲンの代表格で、しかも腸内環境を整えて便通をよくするからです。また、ヨーグルトや牛乳なども腸内環境を改善してくれるので、毎日摂取します。**栄養バランスの悪い食事をやめ、食物繊維を多く含む野菜、海藻類、豆類などから食べ始めましょう。**食物繊維は、エネルギーにならない成分です。排便を促すだけでなく、糖質、脂肪などを包み込み、コレステロールの体内への取り込みを抑えたり、血糖値の急激な上昇を防いだりして、脂質異常症、高血圧や糖尿病を予防します。

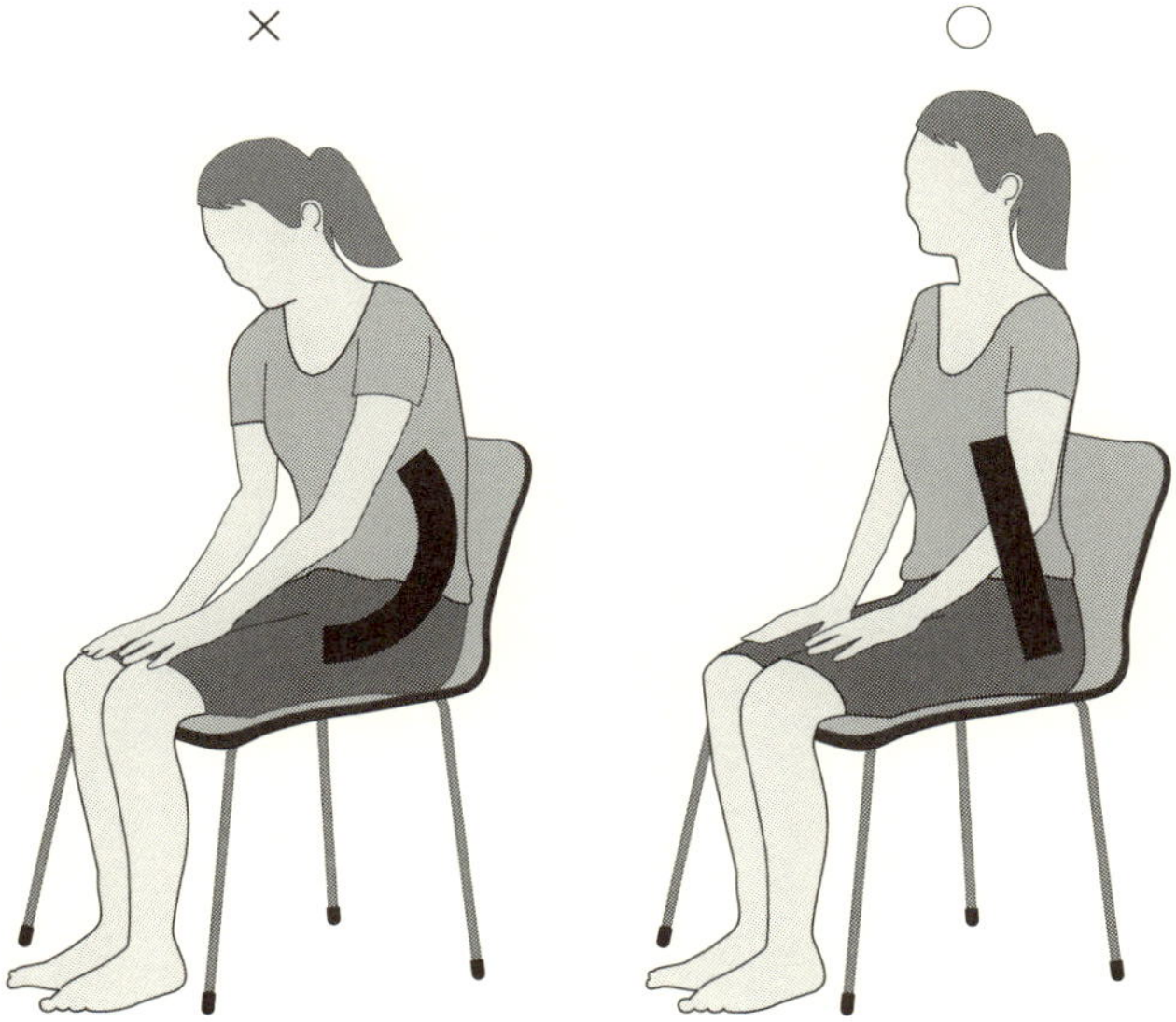

骨盤の前傾を意識して
背筋を伸ばす。

図 17. 骨盤を意識した座り方

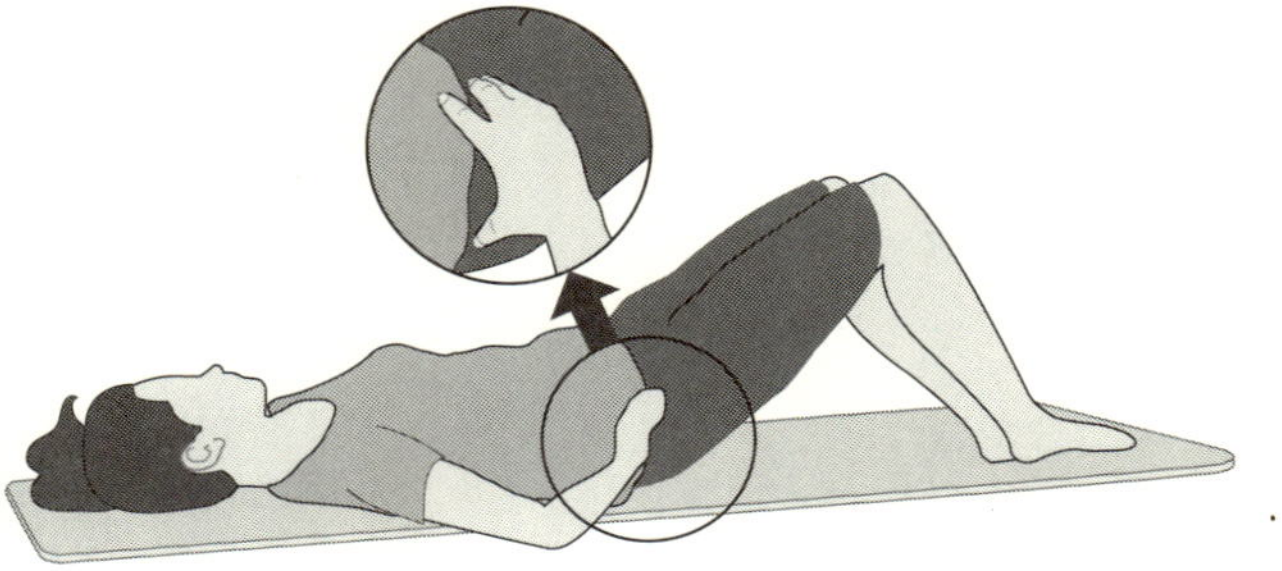

起床時および就寝前に
ゆっくり 20 回の腹式呼吸。

図 18. 腹式呼吸

日常生活では、**声を出して笑い、時にはカラオケに行きましょう。**笑ったり歌ったりすることは、健康的なお腹の呼吸法（腹を出したり引っ込めたりして横隔膜を上下させて行う腹式呼吸）です。また、どんなささいなことでもよいのです、何か新たなことにチャレンジすればストレス発散となります。

運動不足はてきめんに自律神経の不調和をもたらし、ぜん動運動や便を押し出す筋力を弱らせてしまいます。1日30分のウォーキングで十分です。血液の流れを改善して、下半身の冷え性を防止する対策でもあります。歩くときは、**背筋をしっかり伸ばし、骨盤が前傾していることを意識します。**なぜなら、背筋を伸ばして胸をはることでバストアップ効果があり、常に「骨盤の前傾」を意識することで、ヒップアップ効果も上がり、美しい姿勢になるからです。これは、椅子に腰かけているときも同様（図17参照）です。

さらに、**骨盤の前傾を確認しながらの腹式呼吸をぜひ行ってください。**朝目覚めた直後と寝る前のベッドの上で、仰向けになって両膝を立てます（図18参照）。両手を腰にあて、骨盤を後ろから前にひねるようにつかみます。肛門側を床に付けて、骨盤上端を前方へ傾けるイメージです。ゆっくり20回、お腹で呼吸しましょう。腸のぜん動運動の働きを高めます。

夕食は就寝の3時間前まで。そして、ぬるま湯（38～40℃）でゆっくり入浴してストレスを和らげ、最後に足に冷水をかけて、睡眠モードに切り替えます。

そして、副交感神経の活動が最も高くなる深夜0時前に深い眠りに落ちることです。この「深い眠り」とは、通常、睡眠後30分から1時間くらいして現れるノンレム睡眠と呼ばれる状態を指します。現実的には困難かもしれませんが、午後11時過ぎにはベッドに入るようにしたいもの。

こうしたリラックスモードの生活習慣が全身の調子を整え、快便をもたらし、健康美人を作ります。

水分摂取と我慢しないトイレで膀胱炎と決別

男女の身体の構造的な違いから、便秘が女性に多いと述べましたが、さらにもう一つ、便秘とも密接な関係のある膀胱炎が、高い頻度で女性に多く発症しています。しかも、同じ女性が何回も膀胱炎になることは珍しくありません。

膀胱炎とは、骨盤内の膀胱に通じる尿道から、主に大腸菌が入り込んで炎症反応を起こす病気です。排尿時の痛み、排尿後も「尿が残っているようなイヤな感じ（残尿感）」、「何度もトイレに行きたくなる（頻尿）」など、つらい症状があります。

主な原因菌である大腸菌は、文字通り大腸に生息している細菌です。大腸内に留まっているだけなら無害のバイキンが、尿道を通って無防備な膀胱内に闖《ちん》入する招かれざる客となるからいけません。

男性の尿道が20センチメートルほどでL字型に曲がっているのに対して、女性の尿道は、長さが3センチメートル余りしかなく、しかも、すぐ後ろに寄り添うように肛門がありま す。肛門周囲に付着した大腸菌がお隣の尿道口から、容易に膀胱内へと侵入できる条件がそろっているのです。

膀胱炎を防ぐ決め手は、ここでも生活習慣の改善です。

まずは便秘を解消しましょう。宿便があると、大腸菌が大量に繁殖して肛門周囲に付着します。便をためた直腸が前方の膀胱を圧迫して尿道口が閉まりにくくなり、バイキンの侵入を容易にしてしまいます。

便秘解消対策の一つ、**水分をたくさんとること**は、同時に膀胱炎対策でもあります。水分の必要量には個人差があり、季節や生活環境の違いにも影響を受けます。目安は1日にコップ8杯分前後。水分量にして1日約1000～1500mlです。もちろん、飲み過ぎはむくみや水太りを引き起こしますので、注意してください。冷たい水よりも温かい飲み物を選びましょう。カフェインを含むコーヒー、緑茶、紅茶、ココアなどは、集中力を高めて作業効率を向上させたり、カフェインを摂取してエクササイズを行うと、脂肪燃焼を促したりします。それにこれらの飲み物には、吸収しやすい抗酸化物質がしっかり含まれています。さらに、カフェインには排尿を促す利尿作用がありますのでおすすめですが、その一方、特に夜間の頻回の排尿などで、不眠になることがあり、飲みすぎには注意が必要。ノンカフェインのハーブティーやホットミルクなどもおすすめです。

尿量が増えれば、万が一感染しても大腸菌を洗い流してくれます。このため、**水分をた**

っぷりとった後は、**トイレを我慢しすぎないようにします。**膀胱内に尿が長時間たまれば、バイキンは繁殖し、膀胱炎を起こす危険性が高くなります。

さらに、腸のぜん動運動を促進する下半身の冷え防止対策は、同時に膀胱粘膜の血液の流れをよくして、抵抗力を高める効果があります。**1日30分のウォーキングを忘れず、ぬるま湯にゆっくり浸かりましょう。**

トイレの後始末にも注意が必要です。肛門周囲の大腸菌を尿道口に付着させないために、**排便後は「後ろから前」に拭くのではなく、「前から後ろ」へ。**同様な観点から、**セックスの前にはシャワーを浴びて陰部を洗い、セックスの後には排尿するようにしましょう。**

特に育児や仕事に奮闘中の女性は、水分を控えてトイレに行く回数を制限したり、排尿を我慢したりする傾向があります。それ自体が心身にとってストレスであり、免疫力を低下させ、身体に悪影響を及ぼします。その結果、膀胱炎にかかってしまうと、今度は、痛みや残尿感のためにＱＯＬ《キューオーエル》（生活の質）が低下し、トイレが近いために外出できなかったり、不眠に陥ったりするなどの様々なストレスが発生します。

排便後の処理に注意し、十分な水分摂取と我慢しないトイレで膀胱炎と決別してください。知らず知らずにこうむっている身体的、精神的ストレスが、あなたの心身の老化を確実に進めているからです。

エネルギー摂取量を把握しよう

炭水化物、タンパク質、脂質は三大栄養素と呼ばれています。炭水化物にはエネルギーとなる糖質とエネルギーにならない食物繊維が含まれており、体内で直接のエネルギー源となるのは糖質と脂質です。タンパク質は、筋肉や骨などの身体の構成部分を作る働きをしていますが、必要に応じて糖質を作り出し、それをエネルギー源として利用します。**ダイエットの原則は、摂取する総カロリー量を三大栄養素からまんべんなく適正に減らすことです。**

そのためには、自分自身の適正なエネルギー摂取量を知らなくてはなりません。エネルギー摂取量とは、1日に取るべきカロリー量のこと。

日常の「身体活動」レベルにより、その個人のエネルギー摂取量が変動します（図19参照）。読書やデスクワークが中心なら「低い活動レベル」、家事を日常的に行うなら「普通の活動レベル」、スポーツを日常的に行うなら「高い活動レベル」です。図19を参照に、各人の年齢層に応じた適正なエネルギー摂取量を決定します（図20）。

低い活動レベル	普通の活動レベル	高い活動レベル
●生活のほとんどが座位（読書やデスクワークが中心） ●１時間程度の通勤	●家事を日常的に行う ●軽い運動や散歩など ●２時間程度の歩行、立ち仕事が多い	●スポーツを日常的に行う ●立ち仕事や移動が多い ●１時間程度以上の力仕事

図 19. 身体活動レベル内容
日常の活動レベルにより、必要な１日のカロリー摂取量が変わります。

年齢（歳）	低い活動レベル	普通の活動レベル	高い活動レベル
12~14	2150	2400	2700
15~17	2050	2300	2550
18~29	1650	1950	2200
30~49	1750	2000	2300
50~69	1650	1900	2200
70 以上	1500	1750	2000

図 20. 女性の適正なエネルギー摂取量（単位はキロカロリー）
活動レベル内容は図 19 参照。子どもや、妊娠中や授乳中の時期は、必要なエネルギー量が多くなります（厚生労働省『日本人の食事摂取基準の概要―2015 年版―』より引用改変）。

ダイエット中は、一段階低い活動レベルか、適正量より少なめのエネルギー摂取量から開始します。エネルギー摂取量の範囲内で、朝、昼、夕の食事カロリー配分を見直し、1日3食をとります。朝食を抜くと昼食や夕食での脂肪吸収が高まり、夕方には胃がもたれて、夕食を食べる時間が遅くなります。すると翌朝まで胃のもたれが解消せず、朝食抜きの悪循環にはまります。これではますます脂肪貯蔵が促されて、肥満体質へまっしぐらです。**注意点は、夜食やむら食いは止め、間食を極力減らすことです。**食事は腹7分目に抑えますが、無理なダイエットはやめます。**極端なダイエットは、心身のストレスを引き起こし、自律神経を乱して、免疫力の低下や若返りホルモンのバランスを崩してしまいます。**

初めは、大雑把な「目分量」で食事カロリー量を推測することから始めてください。たとえば、トーストと目玉焼きの朝食セット（サラダ付き）は約550kcal、きつねうどん約400kcal、チキンカレー約700kcal、刺身定食約650kcal、幕の内弁当約750kcalなどです。そのイメージから目の前の食事カロリーを概算してみてください。多いと思えば、1日の中で摂取する総カロリーを減らす必要があります。

大雑把な「目分量」でも食事のカロリー量を推測することに慣れると、そのうち、より正確なカロリー量を知りたくなり、よりカロリー量の少ない食材や料理を求めることになります。カロリーへの配慮の意識が高まるのです。それはごく自然な流れです。

家事を日常的に行っている「普通の活動レベル」の40歳女性の適正エネルギー摂取量は2000kcalです。朝食に約550kcal、昼食に約650kcal、夕食に約750kcalを摂取すると、3食合計で約1950kcalとなり、これだけで1日の総カロリー量に達してしまいます。もし、3時にスイーツなどを取れば、そのぶんがカロリーオーバーになる計算です。ちなみにショートケーキ1切れ（100グラム）で約340kcalです。ですから、この女性の場合、1食約550kcalを目安に3食の食事カロリー配分を見直す必要があります。そうしないと、コーヒータイムに、キャンディ付きのカフェオレ（約120kcal）さえ飲めません。

エネルギーを供給できるのは三大栄養素の炭水化物、脂質、タンパク質だけですが、**実は、これらの三大栄養素と同等かそれ以上に大切なのが、ビタミンとミネラルなのです。この二つを加えて五大栄養素と呼びます。**

ビタミンとミネラルは、体内へのエネルギーの取り込みや分解・排泄をコントロールするだけでなく、自律神経バランス、免疫力や若返りホルモン作用など、身体の根幹的体調の維持や増進に深く関わっています。

抗酸化物質を積極的に

女性にとっては五大栄養素の中で最も重要な抗酸化作用のある栄養素と食品について理解し、意識して積極的に摂取する必要があります。

抗酸化作用のある抗酸化物質は、活性酸素を体内から除去して、自律神経バランス、免疫力、若返りホルモン作用などを強力に増進することができます。抗酸化物質は、がんなどの慢性の病気をブロックするのはもちろん、シミやシワなどの肌の老化を防ぎ、身体のたるみを防いで、いつまでも女性を美しくすることに貢献しているのです。

抗酸化作用のある食品には、エストロゲンに類似した成分の「ポリフェノール」を含むものを筆頭に、カロテノイドと呼ばれる成分を含むもの、そしてビタミンA、ビタミンC、ビタミンEのビタミン類を豊富に含むものなどがあります（図21参照）。**これらの代表格は、なんといってもポリフェノールに属するイソフラボンです。**本書に繰り返し登場する植物性エストロゲンであるイソフラボンは、強力な抗酸化物質として優れた若返り作用を発揮します。大豆やその加工食品である味噌、豆腐、納豆などを世界で一番多く摂取してきた日本女性には、更年期障害や骨粗しょう症が少なく、心筋梗塞、脳卒中やがんの発生

カロテノイド	
ベータカロテン	緑黄色野菜（ニンジン、カボチャ、ホウレン草など） 海藻類（ノリ、ワカメなど）
リコピン	トマト、柿など
その他	サケ、エビ、イクラ、卵黄、トウモロコシ、ミカン、オレンジなど
ポリフェノール	
イソフラボン	大豆（加工品は味噌、豆腐、納豆、豆乳など）
リグナン	ゴマなど
カテキン	緑茶（煎茶、ほうじ茶、抹茶など）、リンゴなど
その他	赤ワイン、ブドウ、柿、イチゴ、バナナ、ブルーベリーソバ、コーヒー、ココアなど
ビタミン類	
ビタミンA	緑黄色野菜（ニンジン、カボチャ、小松菜など） ウナギ、レバーなど
ビタミンC	緑黄色野菜（ブロッコリー、ホウレン草、パセリなど） 淡色野菜（キャベツ、カリフラワー、レンコンなど） 柑橘類（グレープフルーツ、レモンなど）
ビタミンE	玄米、発芽米、ライ麦パン、全粒粉パン 植物油（大豆油、オリーブオイル、ゴマ油など） タラコ、イクラ、アボカド、アーモンド、大豆、落花生など

図 21. 抗酸化作用のある食品

さえ抑えられていることは広く知られています。

さらに、日本独特の緑茶やソバも、強力なポリフェノールを含みます。和食文化に関わる食品や習慣の素晴らしさを、ぜひ認識してください。また、アルコール類から唯一抗酸化物質として〝選抜〟されている赤ワインだけは、和食のテーブルにも登場させて欲しいと願っています。また、あまり知られていませんが白ワインも相当量のポリフェノールを含んでおり、腸内環境や骨粗しょう症の改善においては赤ワイン以上の効果があります。

カロテノイドも強力な抗酸化物質です。その成分を多く含むものに、ニンジン、カボチャなどの緑黄色野菜や、ノリ、ワカメなどの海藻類があります。トマトは厳密には野菜の仲間ですが、果物然としたユニークな風貌に違わず、断トツの抗酸化作用をもつ食品です。英国では、「トマトが赤くなる（熟す）と医者は青くなる」とまでいわれる「医者いらず」のスグレモノです。

抗酸化作用のあるビタミンAやビタミンCを多く含む食品は緑黄色野菜（ブロッコリー、ホウレン草など）や淡色野菜（キャベツなど）で、同じく抗酸化物質であるビタミンEを多く含むのは、精製加工をしていない米やパン（玄米、発芽米、ライ麦パン、全粒粉パン）、そして植物油などです。

特に玄米や発芽米には、精製した白米に比べてビタミンEが5～7倍、食物繊維が3～6倍も多く含まれます。さらに、糖質の効率的な分解・燃焼を助けるビタミンB_1が4～5倍多く含まれています。ビタミンB_1にはストレス緩和作用までありますので、玄米や発芽米が若返りダイエットに最もふさわしい主食だといえます。玄米のほうが、ビタミン類も食物繊維も多く含まれますが、残念ながら調理にひと手間かかるうえに独特のにおいと硬さがあり、苦手な人も少なくありません。「ご飯大好き」な白米〝依存症〟の私も、やはり玄米より発芽米のほうが許せます。

そして、ライ麦パンや全粒粉パンも同様に、ビタミンE、ビタミンB_1そして食物繊維が、食パンと比べて数倍多く含まれています。精製加工した食パンが断然うまいことは誰もが認めますが、それでも、週に2回でよいので、朝にライ麦パンか全粒粉パンで（私自身はライ麦パンが好きです）、夕には玄米か発芽米で、若返りダイエットを始めてみませんか。

塩分と味噌汁

そして、ぜひ実践して欲しいこと、それは、前にも少しふれましたが1日1杯の味噌汁です。

味噌は、エストロゲンに匹敵する効用をもつ植物性エストロゲンを豊富に含みます。味噌の予防効果だけでも、便秘、不眠、うつ病、更年期障害、骨粗しょう症、脂質異常症や糖尿病などの生活習慣病、心筋梗塞などの心臓病、アルツハイマー型認知症、さらに乳がん、胃がん、大腸がん、肝がんなどの全身のいろいろな病気が対象にあがります。

ところが、この和食文化の誇る大看板の味噌汁が、過去には、ちょっとした逆風の中にありました。それは、私たち日本人が取り過ぎる塩分の主たる対象料理の一つとされたことです。

味噌汁には比較的高濃度の塩分が含まれています。1杯が1・5グラムほどで、毎食時に飲めば4・5グラムになります。塩分を取り過ぎると、身体は塩分濃度を薄めるために水分である血液量を増やして、血圧が上昇します。同時に、塩分刺激がストレスになって交感神経が活性化し、活性酸素が産生されて血管壁が傷害されます。さらに消化液の分泌が増え、食欲を増進させて食事量も増えます。塩気の強い味は、和食の最大の悪しき特徴ですが、食事をおいしくして、食欲をかきたててくれる一種の〝誘惑〟的習慣ともいえます。しかも、味噌汁だけでなく、すべての和食料理に調味料としてしょうゆと塩が多く使われています。その高濃度塩分の悩ましい誘惑に負け続ければ、容易に高血圧に陥ることになります。

現在の日本人の1日平均塩分摂取量は、男性11・4グラム、女性9・8グラムで、欧米諸国が目標として掲げている6グラムにはまだ遠くおよびません。**まずは、厚生労働省の推奨塩分摂取量の男性9グラム未満、女性7・5グラム未満を目標にして、塩分制限をしなくてはいけません。**それは、動脈硬化や高血圧の予防ももちろんですが、女性にとっては、血管へのストレスを和らげ、過度の食欲を抑えて、ダイエット効果をより高めるためでもあるのです。

実際、私自身が高血圧で、ダイエット開始とともに塩分制限をして、当然のように味噌汁を控えた経験があります。それまでの私は、ともかく味噌汁が大好きで何杯でもお代わりしていましたから、それこそが取り過ぎです。やがて血圧が正常化し、治療薬も不要になって、久しぶりの1杯の味噌汁を味わいました。なんとも心地よい、味噌の香りでした。一口飲むと身体が温まり、ほっと一息つきます。

1日1杯の味噌汁なら、塩分制限の対象になりません。現在では、味噌汁を毎日飲む、飲まないに関わらず、血圧に差が出ないことが確認されています。むしろ、毎日味噌汁を飲むことによって、血管を若く保つ効果が証明されているのです。

1日1杯の味噌汁の一方、重ねて、女性は1日7・5グラム未満の塩分制限をしましょう。柑橘類や酢の酸味を加えれば味が引き締まり、塩分を減らすことができます。自宅では減塩しょうゆや減塩味噌を利用して、薄味に慣れましょう。私自身、豆腐にはしょうゆ代わりに七味トウガラシと市販のレモン果汁を使い、野菜サラダには、塩分を含む市販ドレッシングよりうまいエクストラバージンオリーブオイルを使用しています。

また、加工品を含む食材・スナック・調味料には塩分が多く含まれています。**成分表示のナトリウム含有量（グラム）を約2・5倍すると塩分量（グラム）になりますので、毎日の食事で塩分を取り過ぎないように、食塩相当量の概算にも注意を払ってください（図22参照）**。塩分制限が肥満防止にもつながっているからです。また、原材料にも注意を払い、なるべく食品添加物の少ない、自然に近いものを選びましょう。

カルシウムとビタミンD

さらに加えて、女性にとって重要なミネラルとビタミンの組み合わせがあります。カルシウムとビタミンDです。

美しい肌の下には、骨折などとは無縁の丈夫な骨と筋力が必要です。たとえエストロゲ

食塩相当量（g）＝表示ナトリウム量（g）×2.54

計算例：ナトリウム 400mg (＝0.4g)

0.4g×2.54＝1.016g→食塩相当量約 1g

図 22. ナトリウム量から食塩相当量を算出する計算式
健康生活のためには、1日の塩分摂取量を 7.5 グラム未満に制限する必要があります。

ン分泌が減少し始める40代でも、毎日1杯の味噌汁で、骨粗しょう症予防には相当な威力を発揮するはずです。そのうえで骨形成に必要なカルシウムとビタミンDを補給すれば、骨量がさらに増えて丈夫な骨を作り出し筋力も保持することができます。エストロゲンは骨の量を増やしますから、丈夫な骨を維持して、骨粗しょう症を予防するためには、ビタミンDとエストロゲンの両者の協力が必要です。どちらが欠けても元気な骨にはならないのです。

　骨の原材料の**カルシウムには、自律神経バランスの乱れを抑えて、ストレスを解消する作用があります。**カルシウムを多く含む干しエビ、煮干し、チーズ類や牛乳などを摂取しましょう。また、ビタミンDはビタミンの一種でありながら、若返りホルモンの一面をもっています。摂取したカルシウムの腸内吸収や骨への取り込みを高めて骨を形成し、骨からのカルシウムの流出を抑制して、骨が弱くなるのを阻止します。さらに筋肉量や筋力を保持して肥満を防いだり、免疫力を高めてインフルエンザなどの感染を防いだりします。

ビタミンDを増やす方法には二通りあります。

一つは、食事からの摂取です。ビタミンDが豊富なのは、サケ、マグロ、サンマ、ウナギなどの魚です。

もう一つは、紫外線を浴びることです。ビタミンDは日光に当たると体内で作られます。ビタミンDを合成するのに必要な日光浴時間は短く、夏なら5〜6分、冬でも10分でOK（図23）。しかも、紫外線照射面積も500円玉1個くらいで十分ですので、日焼け止めを塗り、長袖を着ていても大丈夫です。

両者ともビタミンD獲得には必要なルートで、一方だけでは丈夫な骨ができあがらないのですが、さらに不可欠の絶対条件があります。

それは、身体を動かして骨に運動刺激を伝えることです。これをしないと、カルシウムの取り込みもビタミンDの骨形成作業も、「スタートスイッチ」がオンになりません。丈

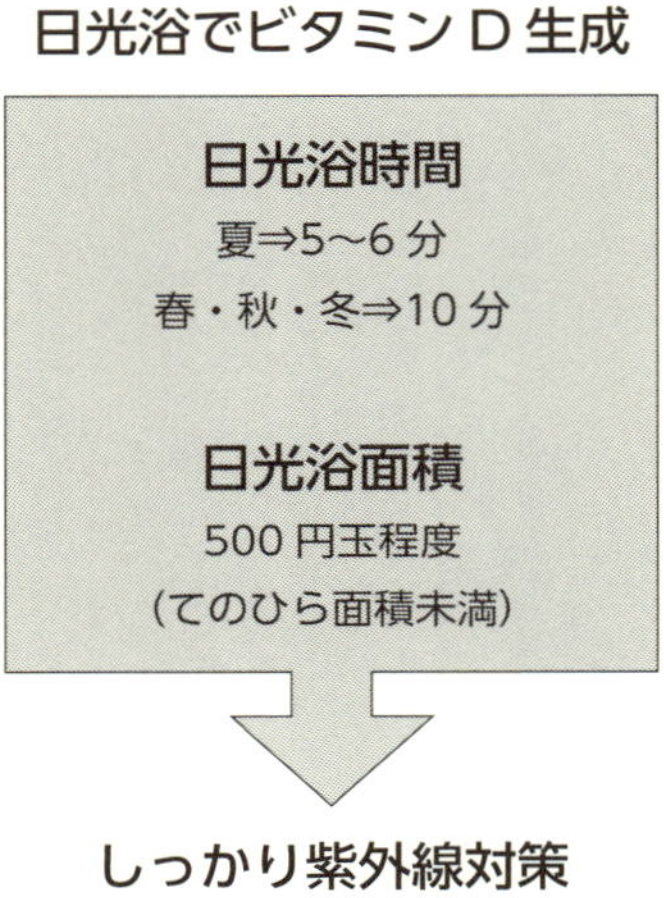

図23. 短時間日光浴でビタミンＤ生成

夫な骨を作るには、カルシウム、ビタミンDに日光浴と運動の四者がそろう必要があるのです。

四者〝そろい踏み〟の必要性を示すような報告が、最近明らかにされました。

それは、日照時間の短いスウェーデン女性の長期にわたる調査報告で、カルシウム豊富な牛乳の消費量が多いほど、骨粗しょう症や骨折が多いというものです。日照時間が短いと、どうしても日光浴や屋外での運動量が少なくなります。するとビタミンDが作られにくく、しかも骨に運動刺激を与えるチャンスも少なくなります。骨形成作業が一向に始まらないのに、牛乳からカルシウムだけを大量に取り続ければ、骨にカルシウムを取り込む反応自体が衰退し、その反動でむしろカルシウムが流出して、骨は弱くなってしまうのです。

「味噌」普及啓蒙活動

２０１５年２月の某新聞紙上で、「味噌汁は若い女性の味方」をキャッチコピーに味噌の素晴らしさを伝える月刊情報紙『ジャパン味噌プレス』（２０１４年発刊）と、その編集長が紹介されていました。編集長の藤本智子さんは、かつて華やかなファッション業界にいて、無理なダイエットによる肌荒れやめまいに悩まされていたそうです。味噌の健康効果を研究する研究者らと出会って味噌汁に開眼すると、見事に体調が改善しました。２０１１年に「ミソガール」を名乗り、味噌の普及啓蒙活動としてネットで発信を始めました。それが味噌業界の目にとまり、イベント、メディア出演などさまざまな方法で、日本の伝統食である味噌を伝えています。今や約30人の若いミソガール仲間がいて、ＰＲのために日本国内だけでなく、世界各地を飛び回っているそうです。
和食文化に追い風が吹く中、下げ止まった味噌の出荷量が今後は好転していくことを、味噌汁「信奉者」の一人として心から願っています。

体型の3タイプ

「やせの大食い」といって、いくら食べても太らない体質の方がいらっしゃいます。うらやましい限りです。

この体質、すなわち肥満に関連した遺伝素因の最初の発見は、アメリカのあるインディアン種族の研究が発端になっています。この種族の人たちは、ある時期からアメリカ・アリゾナとメキシコに住み別れました。アリゾナに移った人たちは農業から離れ、いつの間にか高脂肪食中心の食生活となりましたが、メキシコの同種族の人たちは今も農業と酪農に従事し、肉体労働をしています。結果、前者の人たちの約90パーセントに高度な肥満が発生しているのに、後者の食生活を含めた従来の生活習慣を続けた人たちは、肥満にならななかったのです。**肥満予防で大事なことが、生まれながらの遺伝素因ではなく、生活習慣であることが**発見の経緯からもよくわかります。

両者には共通の遺伝子、β3AR《ベータスリーエイアール》遺伝子が発見されました。β3AR遺伝子は、本来、少ない食事量でもエネルギーを効率的に脂肪として備蓄できる、倹約遺伝子としての特質をもっています。一方で、食べ過ぎると脂肪を蓄えてしまい、主にお腹まわりに容易に脂肪がつく「ぽっこりお腹」タイプの肥満を引き起こします。この遺伝子をもつ人は、前述のインディアン種族に次いで、われわれ日本人に多く、しかも欧米人の数倍の発現頻度です。一つ付け加えると、この遺伝子をもつ女性は、初潮が早く、妊娠可能期間が長い特徴があります。

現在、倹約遺伝子が多数確認されています。エネルギーを節約できる反面、飽食と運動不足の生活習慣に陥れば容易に肥満になりやすいことから、「肥満遺伝子」とも呼ばれています（以後はこちらの名称を使います）。その中で、順天堂大学の白澤卓二先生が提唱して、昨今、特に注目されているのが、前述の**「ぽっこりお腹」タイプの肥満を引き起こすβ3AR遺伝子**、さらに、**「下半身太り」タイプになりやすいUCP1《ユーシーピーワン》遺伝子**と**「筋肉と脂肪のつきにくい」タイプのβ2AR《ベータツーエイアール》遺伝子**の3種類です（図24参照）。

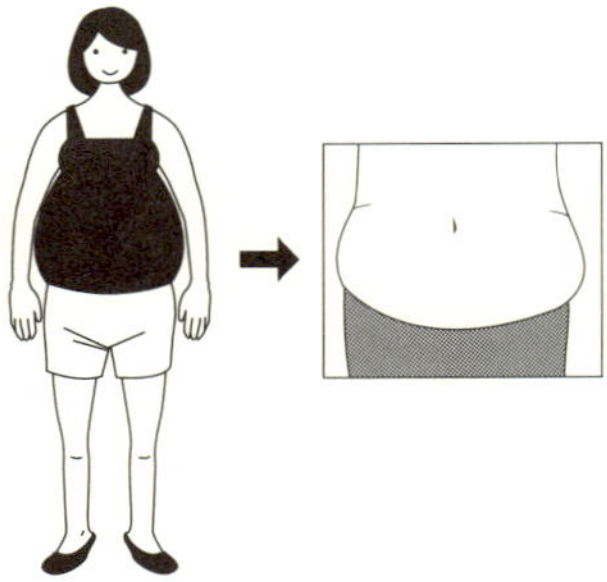

ぽっこりお腹タイプ

お腹まわりの内臓脂肪を中心に、ウエストから太るタイプ。ご飯、パン、スイーツが好きで、ダイエットでやせるも、リバウンドも早い。

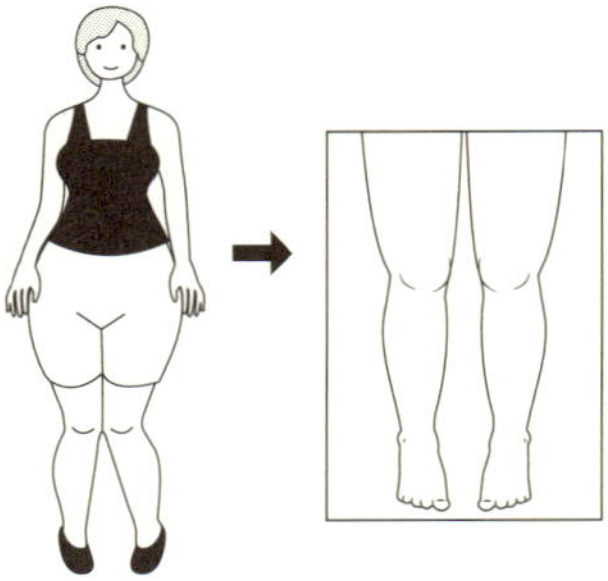

下半身太りタイプ

下腹部、お尻、太ももなどの皮下脂肪を中心に、下半身が太るタイプ。こってりしたものやお酒が好きで、脂肪が落ちにくい。

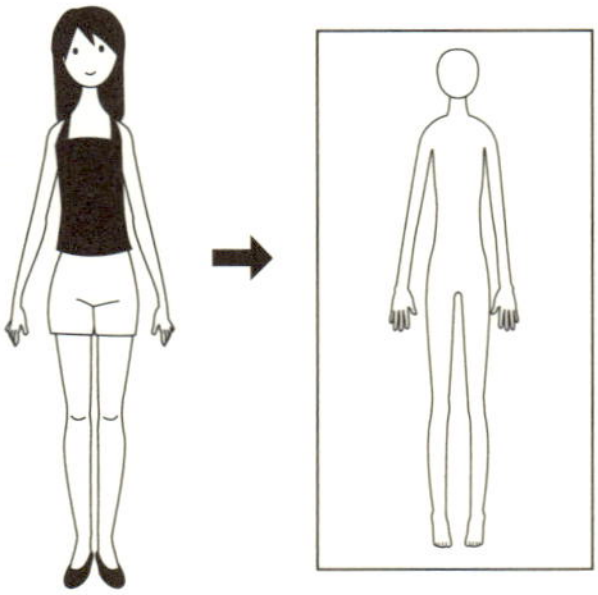

筋肉と脂肪のつきにくいタイプ

タンパク質の吸収が悪く、太りにくいタイプ。筋肉や脂肪がつきにくいかわりに、いったん太るとどのタイプよりやせにくい。

図 24. 太り方タイプ

β3AR遺伝子は、日本人に最も多い遺伝子で、およそ1／3に認められます。糖質を分解するインスリン作用が弱く、糖質を取りすぎると余分なエネルギーとして蓄積されやすく、糖尿病になりやすい遺伝素因です。**子どもの頃からぽっちゃり型で、ご飯、パンやスイーツを好む傾向**があります。しっかり3食を取り、空腹になるとイライラしたり、食べ物の誘惑に勝てなかったりします。お腹まわりの内臓脂肪を中心に脂肪がつく**「ぽっこりお腹」が特徴**です。**ダイエットすればすぐにやせますが、リバウンドも早い**タイプです。

UCP1遺伝子は、特に日本女性のおよそ1／4に認めます。脂肪の燃焼効率が悪く、脂肪を取りすぎると落ちにくい皮下脂肪となります。ストレスでドカ食いすることがあります。**脂肪分の多いこってりした食べ物が好きだったり、酒が強かったりする人が多い傾向**があります。**下腹部、お尻や太ももなどに脂肪がつく「下半身太り」**タイプです。内臓脂肪の蓄積する「ぽっこりお腹」タイプと比べると、**蓄積された皮下脂肪はなかなか落ちません。**

β2AR遺伝子は、日本人の約16パーセントに認めます。タンパク質の吸収が悪く、体型的にはほっそりとしており、太るのが困難な体質です。食べ物への執着心がなく、肉や魚が嫌いな人も少なくありません。朝食を抜くことも多く、食事時間が不規則な傾向があります。脂肪がつきにくい反面、筋肉もつきにくいタイプです。筋肉量が少ないために特に便秘や冷え性に陥りやすい。いったん太ると今度はどのタイプよりもやせにくく、ダイエット効果が出ません。特に運動不足と加齢により筋肉量がさらに落ちて、基礎代謝量の減少する30～40代以降に太りやすくなります。「昔はいくら食べても太らなかったのに……」と感じる人はこのタイプの可能性があります。

私自身がインターネットで購入した肥満遺伝子測定キット（費用8000円ほど）を用いて、3種類の肥満遺伝子の存在有無を確認しました。付属の綿棒で口の中の粘膜をこすって、その綿棒を提出するだけです。両親から受け継いだ遺伝子の中で私に存在していたのは「下半身太り」タイプのUCP1遺伝子のみでした。

男性は、もともと内臓脂肪が蓄積される「ぽっこりお腹」タイプの肥満が圧倒的大多数を占めています。私も2年前まではその典型で、見た目にはお腹まわりが強調された肥満で、特に下半身太りは意識していませんでした。それでも、エクササイズとダイエットの健康的な生活習慣の改善で、ウエストを22センチメートル減らすことに成功しました。

一方、女性は、エストロゲンの作用により内臓脂肪が蓄積されにくく、下半身に女性らしい皮下脂肪が付いた体型を維持しています。しかし、エストロゲンが減少するような生活習慣の乱れや閉経が近づく更年期では、内臓脂肪が多くなる「ぽっこりお腹」タイプになりやすい傾向があります。特に、生まれながらの肥満遺伝子の存在に関係なく、運動不足や食べ過ぎ、栄養バランスの悪い食事習慣などが、「下半身太り」だけでなく、「ぽっこりお腹」を生み出してしまいます。留意するべきことは、「ぽっこりお腹」タイプの肥満こそが、動脈硬化、高血圧や糖尿病などの生活習慣病を引き起こす最悪の原動力であることです。

あえて肥満遺伝子を測定する必要はありません。脂肪のつき方や太り方の傾向、好きな食べ物や食事の取り方などで、ある程度のタイプ診断が可能です。**肥満のおよそ1／4は親から引き継いだ遺伝素因が原因だといわれていますので、裏を返せば残りのすべてが生活習慣に基づいているわけです。**このため、現在直面している肥満がタイプ分類不能なことも少なくありません。大事なことは、タイプ別肥満の特徴とその改善方法を理解して、これからの自分自身の生活習慣と、体質に合ったダイエット方法を見極めることです。そしてタイプ別対策に考慮しながら、すべてを効果的に活用することです。

体型タイプ別ダイエット法

ここからはタイプ別ダイエット方法を解説します。

「ぽっこりお腹」タイプ（図25）は、摂取した糖質が上手にエネルギーとして消費されず、内臓脂肪として蓄積されやすいのが特徴です。取り過ぎている糖質を減らす工夫が何よりも重要で、ご飯、麺類、スイーツの摂取量を抑えます。特に白米、食パンやうどんなどの〝白物炭水化物〟の主食は、摂取すれば血糖上昇がすみやかで、すぐに満腹感が得られる反面、血糖低下も早く、「腹もちが悪い」食品といえます。このため、さらに食べたくなり、過食につながりやすいのです。

〝白物〟を避けて、ご飯なら玄米か発芽米、パンならライ麦パンか全粒粉パン、そして麺類ならソバがおすすめです。糖質の吸収・排泄がおだやかで腹もちが良好だからです。さらに私自身が行った工夫は、これまで使っていた茶碗などの食器をうんと小ぶりのものに替えて、皿数を増やして盛り付けたことです。それだけで気分的な満足感が得られます。

また、イモ類は糖質が多く含まれている主食の仲間ですので、他の主食と一緒に食べるときは総量を減らすなどの配慮が必要です。ケーキ、チョコレートなどのスイーツは可能

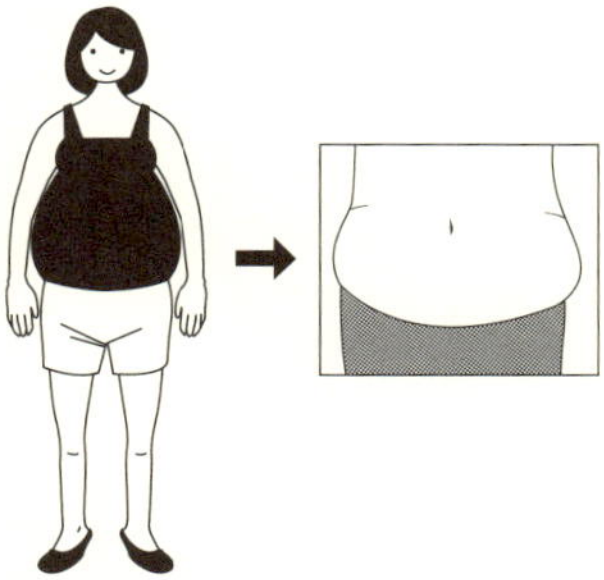

お腹まわりの内臓脂肪を中心に、ウエストから太るタイプ。ご飯、パン、スイーツが好きで、ダイエットでやせるも、リバウンドも早い。

図 25. ぽっこりお腹タイプ

なら遠ざけ、低糖や無糖のヨーグルトやフルーツの中でも糖分の少ないリンゴ、イチゴ、グレープフルーツなどを選択します。

食物繊維を取るだけで急速な糖質吸収をブロックして腹もちをよくします。食物繊維の多い野菜、海藻、豆類、キノコ類などを食事の最初にたっぷり取ります。食物繊維には便通改善効果がありますので、便秘症の女性には必須です。さらに、糖質をスムーズな分解と燃焼に導いてくれるビタミンB_1はタンパク質や緑黄色野菜（ほうれん草など）などに多く含まれていますので、野菜を添えて肉や魚をバランスよく取ります。特に、アボカドは低糖で、食物繊維もビタミンB_1も豊富ですので、おすすめです。

適量のアルコールはOKですが、糖質を含まない焼酎、ウイスキー、ワイン（特に白ワインより赤ワインの糖質が少ない）などがベスト。エストロゲンと同様の働きのポリフェノールを含む赤ワインは少量の糖質を含みますが、グラス2杯なら、もちろん大丈夫です。

そして、忘れてならないのが、内臓脂肪を直接燃焼させる有酸素運動が必要なことです。毎日の短時間スクワットで筋肉のエネルギー消費を高めて、30分ウォーキングや水中エクササイズを実行すれば、確実に内臓脂肪から減り始めます（「健康美人は昼磨かれる」の項参照）。

「下半身太り」タイプ（図26）は、脂肪が燃焼されにくいために、油っこいものを取り過ぎれば、主に下半身の皮下脂肪として蓄積されやすくなります。このため、動物性の油に最大限の注意を払います。脂質を多く含む食材は、蒸したり、煮たり、または網焼きや電子レンジで調理したりすれば脂分が落ちます。油を使う炒め物や揚げ物はできれば避けましょう。ベーコンやウインナーなどの加工肉は特に脂肪分が多いので要注意です。

外食などでは、揚げ物の衣をとり、皮や脂身を残すなどの工夫をしてください。肉の脂身は飽和脂肪酸で、しかも高カロリーです。取り過ぎれば動脈硬化を引き起こし、糖尿病などの生活習慣病から心筋梗塞や脳卒中につながります。同じ肉でも、低カロリーである

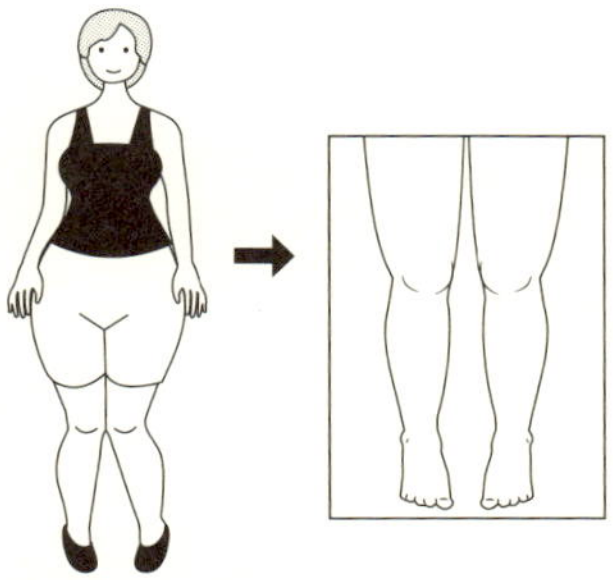

下腹部、お尻、太ももなどの皮下脂肪を中心に、下半身が太るタイプ。こってりしたものやお酒が好きで、脂肪が落ちにくい。

図 26. 下半身太りタイプ

肩肉、ヒレ肉、もも肉の選択が賢明です。ただし魚の脂身は、ほとんどが不飽和脂肪酸で、動脈硬化予防やエストロゲン作用を助ける働きがあるので、摂取ＯＫです。

　また、強力な抗酸化物質であるビタミンＣは、脂質を分解して体外へ排泄する作用ももっています。ビタミンＣを豊富に含むブロッコリーやほうれん草などの緑黄色野菜、そしてキャベツなどの淡色野菜を意識して取ります。さらに、糖質だけでなく脂質の体内への取り込みを抑制する食物繊維の豊富な食品は、食事の最初にしっかり食べておいてください。

　調理などで使う油も、バターなどは飽和脂肪酸を含みますが、大豆油、オリーブオイル、ゴマ油などの植物油には、不飽和脂肪酸が豊

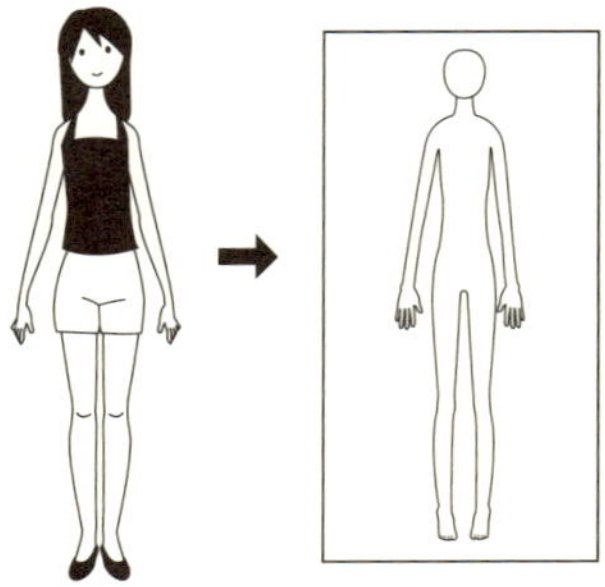
タンパク質の吸収が悪く、太りにくいタイプ。筋肉や脂肪がつきにくいかわりに、いったん太るとどのタイプよりやせにくい。

図 27. 筋肉と脂肪のつきにくいタイプ

富です。植物油を使いましょう。

油を多く含むポテトチップスなどのジャンクフードは、大敵です。また、生クリームやバターを使った洋菓子より、低脂質の食材で調理にも油使用の少ない和菓子がおすすめです。

「下半身太り」タイプには、酒好きも多いのですが、残念ながら、飲み過ぎやアルコール度数の高い飲み物の摂取は、脂肪の代謝を悪くして体脂肪を増加させる原因です。たとえば、焼酎やウイスキーならロックより水や炭酸水で割ったものを適量楽しんでください。

エクササイズでは、毎日のスクワットが重要になります（「筋トレで成長ホルモン増加」の項参照）。特に、下半身の筋肉を鍛える必要があるからです。そのうえで、有酸素運動を少しずつでもしっかり継続しましょう。
「筋肉と脂肪のつきにくい」タイプ（図27）は、タンパク質の吸収が悪いために、筋肉がつきにくく、一度太るとやせにくいのが特徴です。このため、タンパク質の豊富な肉、魚、大豆製品などを意識して摂取します。動物性タンパク質の取り過ぎには注意しながら、このタイプに多い肉や魚嫌いには、調理に酸味を利かせるなどの工夫をしたり、大豆製品でカバーしたりするなどの配慮をしてください。何より、早食いはいけません。食材をよく噛むことでタンパク質の分解と吸収がよくなり、効率的に体内に取り込まれるからです。同時に、取り込まれたタンパク質の体内での利用や働きを高めるためには、ビタミン、ミネラル、炭水化物、脂質といったほかの栄養素もバランスよく摂取することが絶対に不可欠です。

「筋肉と脂肪のつきにくい」タイプに多い便秘や冷え性も、タンパク質を含むすべての栄養素の取り込みや全身への運搬を邪魔しています。本書で述べているストレス対策を実践してください。特に水分をしっかり摂取します。冷たい清涼飲料水などではなく、温かいコーヒー、緑茶、紅茶、ココアなどは抗酸化物質も含んでおり、おすすめです。腸内環境を整えて便通改善効果のある食物繊維や、ヨーグルトや牛乳などもいいでしょう。

さらに、体内から身体を温める食品をぜひ活用してください。サケやタラなどの魚類、大根や里芋などの根菜類、ショウガ、リンゴなどの特に冬が旬の食品は有効です。また、味噌、しょうゆ、チーズなどの発酵食品、そば、海藻類、トウガラシ、赤ワインなども、冷え対策に効果があります。

デザートには、もちろん糖質やカロリーの高いスイーツは避けて、タンパク質を多く含むチーズやナッツ類などを（食べ過ぎないように）取りましょう。

「空腹」にも無頓着なこのタイプは、飲酒時もおつまみなしの人が少なくありません。魚（刺身）、枝豆、豆腐などの低エネルギーのタンパク質を必ず一緒にとりましょう。

エクササイズでは、「下半身太り」タイプ以上に筋トレへの意識が重要です。本来筋肉のつきにくいタイプなので、無理をせず、毎日少しずつでもスクワットを続けてください。

アルコール代謝遺伝子パターン

アルコールを分解する主要な酵素の一つ、アルコール脱水素酵素は、アルコールを毒性の強いアセトアルデヒドへ変換します。このアルコール脱水素酵素が強いとアセトアルデヒドが体内に多量発生して、ほろ酔い気分にもなれず、動悸、頭痛、吐き気などで不快感に襲われます。そのアセトアルデヒドを浄化するのがアセトアルデヒド脱水素酵素で、この酵素が弱いと酒に弱いことになります。

費用6000円ほどで、この2種類のアルコール代謝酵素の遺伝子活性を自分で測定可能です（測定キットをインターネットで購入できます）。私の測定結果は、強いアルコール脱水素酵素と弱いアセトアルデヒド脱水素酵素のため、高毒性のアセトアルデヒドがいつまでも体内に留まり、酒を受けつけない「完全下戸」タイプと判明しました。完全下戸タイプは中部や近畿地方に多いと報告されています。

健康美人は昼磨かれる

体型と美肌とマラソンの関係

女性にとって、やせたスリムな姿は〝信仰〟に近い願望です。もともと女性は男性より筋肉が少なく、体脂肪が多いのです。痩身のためには、体脂肪を減らさなければなりません。体脂肪を減らすには運動をして消費するエネルギー量を増やすか、カロリー量を減らして減量するか、のどちらかしかありません。どうしても、手っ取り早く取り組みやすいダイエットのみを選択しがちです。しかし、カロリー量を減らすと体脂肪だけでなく、エネルギーを消費する筋肉も減ってしまいます。その結果、運動不足と筋肉減少によって基礎代謝（何もしていなくても消費されるエネルギー）そのものが落ちてしまいます。そうなると、低下したエネルギー消費量より、摂取するエネルギー量が上回ることになるのです。**消費されずに余ったエネルギーのほとんどは、内臓脂肪として蓄えられてしまいます。内臓脂肪の蓄積は、生活習慣病を招く最大の原因です。**結局は、やせにくい身体になり、容易にリバウンドする肥満体質になってしまうのです。

筋肉は1キログラムで1日30キロカロリーのエネルギーを、ただじっとしているだけで消費してくれます。40代日本女性の平均体重55キログラムのうち、筋肉量はその33パーセントくらいで18キログラムに相当しますから、運動しなくても毎日540キロカロリーを消費している計算になります。これが筋肉の基礎代謝量です。身体全体の筋肉量の約70パーセントが下半身に集中していることを考えると、体脂肪を減らすために行うべき優先順位の第一位は、間違いなく下半身の筋肉を鍛えることなのです。

特に女性が陥りやすいカン違いがあります。**見た目は太っていないのに「太っている」と感じる人の多くが、単に身体がたるんでいるだけ**であることです。この状態でさらに摂取カロリー量を減らすだけのダイエットをすれば、筋肉量はますます減ってしまいます。**するべきことは食事制限ではなく、エクササイズ**なのです。

私自身が、わずか1年未満の短期間で体重21キログラム、腹囲22センチメートル減らすことに成功できた最大のキッカケ、それはフルマラソンに初挑戦したことです。

走るためには、必然的に減量しなくてはなりません。少し減量すれば、少し楽な走りができます。少し走ることができれば、さらなる快適な走りのために、さらなる減量を心から願うことになります。この意識の好循環により、私の心の中から、エクササイズやダイエットへの強いこだわりやプレッシャーが、本当に消えていったのです。いつの間にか身体を動かすことの楽しさそのものが喜びに変わっていました。この減量の経過に合わせて、私の下半身の筋肉は着実に鍛えられていきました。

ランニングを、女性の若返りホルモンの観点から考えてみますと、驚くなかれ、脂肪組織からエストロゲン分泌が促進され、副腎からはエストロゲンの親玉ホルモンでもあるDHEAが分泌されて血中濃度が上がることにつながっています。

さらに重要なことは、**「幸せホルモン」と呼ばれるセロトニンがエクササイズにより分泌されることです。**

セロトニンは、脳や腸の中にたくさん含まれるホルモンです。約90パーセントが腸の中にあります。活性化すると安心感や満足感を生みだし、満腹中枢に作用して空腹感を抑制するなどの働きがあります。セロトニンが不足すると、イライラしたり、不安になったり、空腹感をおぼえたりします。うつ病や不眠症の原因にもなります。そのセロトニンが、ランニングやウォーキングなどのリズミカルな動きで分泌され、「幸せ」な気持ちになり、ストレスを和らげてくれます。

リズミカルであれば、エクササイズでなくても、単にあごの単調な動きの噛む行為（咀《そ》嚼《しゃく》）でも、ゆったりした腹式呼吸でも、しっかりと分泌されます。特に骨盤の前傾を確認しながらの腹式呼吸は、腸のぜん動運動の働きやお腹まわりの血流を改善して便秘、冷え性や膀胱炎の予防対策にもなります。

このようなリズミカルな動きの後も充足感が続き、実際に空腹感が抑制されます。科学的にもエクササイズをすれば、高いダイエット効果を生み出すことが証明されています。

補足ですが、家族やペットとのスキンシップでもセロトニンは分泌されます。人形や動物のぬいぐるみなどにさわると、心が癒されることがありますよね。あれも、セロトニンのなせる「幸せ」です。

セロトニンの特質を列記します。

●ランニング、ウォーキングやダンスなどのリズム運動で分泌されます
●よく噛んで食べることで分泌されます
●ゆったりした腹式呼吸で分泌されます
●家族やペットとのスキンシップで分泌されます
●イライラを抑え、安心感や満足感を生み出します（うつ病や不眠症を予防）
●空腹感を抑制します（特にエクササイズ後の強い空腹感を抑え、ダイエット効果を高め

ます）

ランニングやウォーキングは、セロトニン分泌を促す効果的なエクササイズですが、女性にとっては大変やっかいな問題があります。紫外線です。紫外線は、真夏のギラギラ太陽だけの専売特許ではありません。冬でも、空が曇っていても、日陰にいても、毎日降り注いでいます。長時間屋外にいて、紫外線を浴びる運動は美肌の大敵。肌の老化を早め、肌や髪の潤いをなくし、シミ・シワや抜け毛を増やしてしまいます。

もちろん、今日では、優れた日焼け止め製品が使用可能です。顔だけでなく紫外線を浴びる可能性のある身体のすべての箇所に、日焼け止めをしっかり塗ります。ただ、ベタついて困るうえに、紫外線のカット効率のよい製品ほど、肌へのストレス刺激も強いので注意しなくてはなりません。汗や水で日焼け止めが落ちてしまうと塗り直す必要があり、肌の弱い人にはおすすめできません。

美肌の大敵「肌荒風」とストレス

さらに、お話ししておきたい「データ」があります。外気で美肌を阻害するのは、なんと紫外線だけではなかったのです。

化粧品メーカーのポーラが、過去1年間に全国の同社店舗でスキンチェックを受けた女性59万人（平均年齢39・5歳）を対象に、独自の分析器具を使って肌の状態を調べました。特に「肌の潤い」「シワ」「シミ」「ニキビ」「キメ細かさ」「角質細胞（肌の表面、図9参照）の整い方」の6項目を評価して都道府県別に順位付けをし、２０１４年末、『美肌県グランプリ２０１４』として発表しました。今回で3度目となる調査は、島根県が3年連続のトップ、群馬県が2年連続の最下位だったとのこと。

大変興味深いのは、日本気象協会のデータと照らし合わせて、肌と気象条件との関係に言及している点です。

上位には、日照時間が短く、紫外線の影響を受けにくい地域や、降水量が多いなど湿度が高く、肌の潤いを保ちやすい日本海側と四国の各県が入りました。一方、下位県は、湿度が低く「空っ風」が吹く北関東や、強い突風が吹く近畿、中部地域など、冬の北風で知られる地域が多かったのです。特に、群馬・新潟県境の越後山脈など、高い山を越えてくる北風は乾燥しているため、肌へのダメージが大きいと解説しています。同社では、こうした肌を荒らす風を「肌荒風《はだあらしかぜ》」と命名しています。

肌荒風はいかんともしがたい存在ですが、日常生活の中で、保湿美容液や化粧水などのケアを行い（場合によっては、乾燥しやすい目もとや口もとにクリームで油分を補給します）、室内では加湿器などを利用したり、屋外では水分補給を丹念に行うなどしたりして、体内や肌の湿気をある程度保つことはできそうです。また、湿気があって日除け・風除けの木立の多い公園は、エクササイズにも最適です。森林浴もかねてお出かけください。

ただ、これほど利点の多い運動も、基本的には身体にかかるストレスそのものであることを知っておかなければいけません。すでに運動習慣がある人や、若い頃より運動に慣れ親しんだ人にとっては、適度なストレスは全身によい影響を与え、好都合かもしれません。しかし、これまでスポーツ経験がなく、日頃まったく運動習慣のない場合は、過度の運動は心身に強いストレスを与え、間違いなく、若返りホルモンの分泌や作用を阻害してしまいます。いきなりの**激しい運動は逆効果**になるのです。

どこまでも女性らしい体型と健康美肌を目指すなら、たとえばいきなりフルマラソンを目標にすべきではありません。紫外線や肌荒風に長時間さらされるより、たかだか1日30分のウォーキングやのんびりランニングのほうがよいのです。

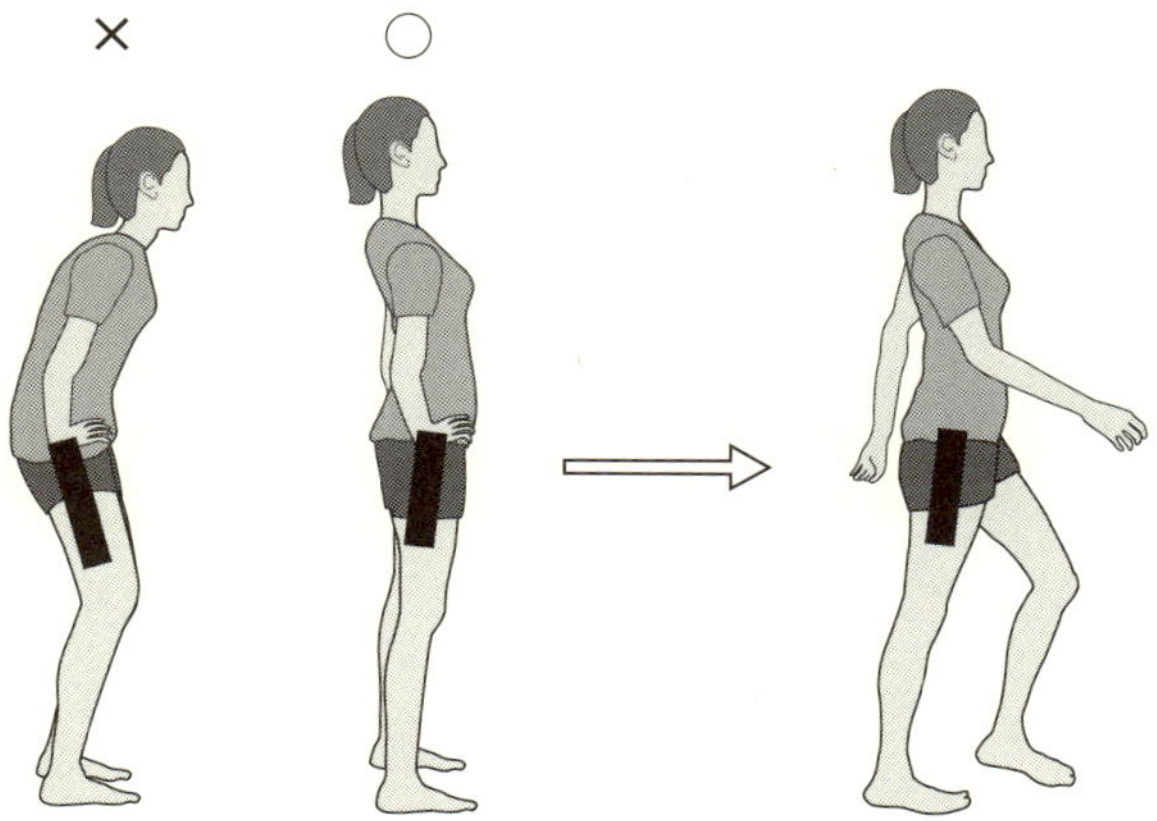

図 28. 正しいウォーキング
骨盤が前傾した、正しい立ち姿勢から歩きだします。腕を後ろに振ると、自然に背筋が伸び、顎が軽く引けた美しい姿になります。

30分ウォーキングでエストロゲン増加と丈夫な骨

ウォーキングでは、骨盤の前傾を意識して、後方に腕を振ると、自然と背筋が伸び、顎が軽く引けた、見た目にも美しい姿勢になります（図28参照）。まずは、1日5分のウォーキングから始めましょう。その時間を徐々に延ばし、少し息がはずみ、うっすら汗ばむほどの30分ウォーキングがおすすめです。しかも、**30分続けてウォーキングする必要はありません。1日2回に分けて、15分ずつのエクササイズでもかまいません。**買い物などで、時にはいつもの店より少し遠い場所を選んでウォーキングしませんか。いつもと違う道筋には新鮮な発見があったりして、楽しいですよ。駅やデパートなどでは、エスカレーターやエレベーターの代わりに階段を使いましょう。移動で使う電車やバスも、目的地の一つ手前の駅やバス停で降りてウォーキングするだけで、エクササイズとしては確実な効果があります。**老化は脚から忍び寄ります。**まずはウォーキングから始めましょう。

30分ウォーキングは歩数にして約4000歩程度。40代日本女性の平均体重約55キログラム（平均身長は約158センチメートル）で、30分ウォーキングのエネルギー消費量を計算すると、約90キロカロリーにしかなりません。しかし、ダイエット効果以上に多くの好ましい作用があります。

それは、下半身の筋肉を鍛えて筋肉量を増やすことにつながり、前述したように基礎代謝量を上げて、脂肪燃焼する身体に変えてくれることです。そのうえ、エストロゲンやDHEAの若返りホルモンに加え、「幸せホルモン」のセロトニンまで分泌されます。下半身の血液の流れも改善しますから、それだけでエストロゲンを作り出す卵巣まわりの血流がよくなり、卵巣を元気にします。エストロゲンやDHEAの増加と血流改善が、特に肌の新陳代謝を促し、新しい肌が再生するのです。

同時に、血液中の酸素が筋肉にスムーズに行き届くようになりますから、筋肉や関節の動きが改善します。冷え防止効果から、便秘や膀胱炎にも有効です。

女性は冷え性から逃れることができません。女性は男性より筋肉量が少なく熱の産生量が少ないため、どうしても冷え性になりがちです。冷えは血流を悪くし、代謝を遅らせて肌の再生を阻害します。30分ウォーキングは、この女性特有の冷えにも有効なのです。

また、紫外線は美肌に大敵とはいえ、まったく太陽にあたらない生活はよくありません。紫外線を浴びることで、ビタミンDが体内で作られます。カルシウムとビタミンDが強い骨づくりに役立つ、というのは前に述べました（89ページ）。ビタミンDは、名の通りビタミンの一種ですが、ホルモンと同じような働きをします。このビタミンDの作用で、カルシウムが腸から効率よく吸収されて、強い骨を作ります。

さらにビタミンDは、筋肉量や筋力を保ち、免疫力を高めるなどの「若返りホルモン」の性質を持ち合わせています。

ビタミンDを合成するのに必要な日光浴時間は、実に短いものです（92ページ図23参照）。晴れている春・秋・冬ならば10分、夏なら5～6分で十分です。毎日の買い物時間を利用するだけでもＯＫ。しかも、紫外線を浴びる範囲は、５００円玉1個くらいの面積でことたりますから、長袖をはおり、スカーフや手袋を使い、日焼けしたくない顔や首筋などには日焼け止めを塗っても大丈夫です。日常生活では、ファンデーションだけでも日焼け止めになります。ファンデーションには紫外線カット効果があり、強い日焼け止めより、日常使いのファンデーションを適宜塗り直すほうが肌に負担をかけません。特に肌の弱い人には、おすすめです。

森林浴のすすめ

ウォーキングやランニングなどのエクササイズでおすすめの場所があります。それは樹木の多い公園です。ぜひ近くの公園でエクササイズを行ってください。「肌荒風」をしのぎ、ある程度の湿り気があって、紫外線をさえぎってくれます。そのうえ、森林浴も楽しめます。

森林に入れば、爽やかな空気や香りが広がって気持ちが安らぎ、なんとも言えない爽快感が味わえます。森林浴の効果を科学的に検証しようと、林野庁・厚生労働省や各種研究施設が本格的に取り組み始めたのは、２００４年以降ですから、まだまだ、わが国での研究は始まったばかり。

その中で、爽快感を生み出す要因の一つが、樹木が発散する「フィトンチッド」と呼ばれる物質であることがわかっています。さらに、枝葉の「ざわめき」が、絶妙の揺らぎ効果で気持ちを落ち着かせます。実際に森林浴を体験した人の心身のリラックス効果などを測定すると、体内のステロイドやアドレナリンなどのストレスホルモンの分泌量が明らかに減り、交感神経の興奮が和らぎ、副交感神経がリラックスモードになっているのです。

体外から侵入したウイルスに感染した細胞や、がん化した細胞などをやっつけるパトロール集団（ナチュラルキラー細胞）も、森林浴によって活性化されることもわかりました（図29参照）。しかも、**森林浴で高まった自然治癒力アップ作用やリラックス効果は、帰宅**

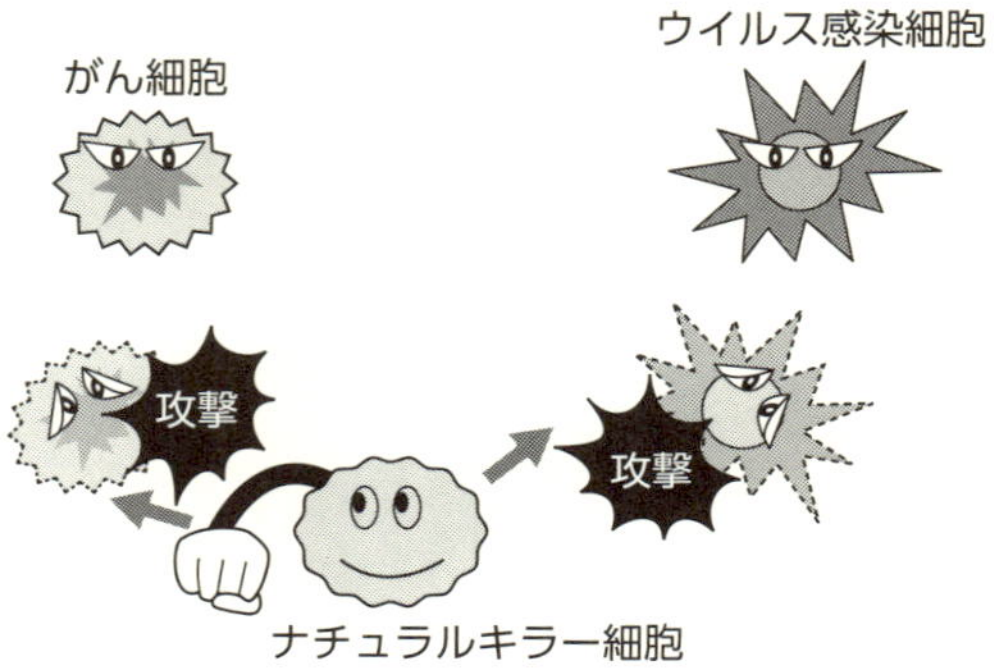

図 29. ナチュラルキラー細胞と自然治癒力
ナチュラルキラー細胞は、がん細胞やウイルス感染細胞などを発見して排除します。免疫システムで最初に働く細胞として、自然治癒力を発揮しています。

した後も続くのです。快適な睡眠も、もたらしてくれます。

驚かれるかもしれませんが、健康な人の体内でも、毎日3000〜6000個もの細胞ががん化しています。身体は約60兆個の細胞からできていますから、限りなくゼロに近い数とはいえ、きわめて少数のがん化した細胞が発生しているのです。もちろん、放置すればとんでもない事態になりますが、ナチュラルキラー細胞などの、免疫力をもった集団が幾重に取り巻いて身体を守っているから、ご安心ください。

ナチュラルキラー細胞は、全身をくまなく巡回して、がん細胞やウイルス感染細胞などの不審物を発見すると、すみやかに排除できる権限をもっていて、自然治癒力のアップにつながっています。さらに、素晴らしいことに、エストロゲンはなんとこうしたナチュラルキラー細胞の自己防衛能力を高めて、がん細胞などの病的な細胞を退治して自然治癒力を高める働きもあるのです。

水中ウォーキングのすすめ

もし可能であれば、同じ30分の運動でも、水中で行うとさらに効果が高まります。プールを利用して、水中ウォーキング、水泳、アクアダンスなどを実施することは、エクササイズとして断然おすすめです。毎日30分の陸上ウォーキングのうち、できることなら週に1回はプールに出向きましょう。

水中では、浮力とともに水圧と水の抵抗が存在します。このため、格段のエネルギー消費効果が生まれ、陸上の場合より脂肪燃焼や筋力アップの効率がよいのです。もし陸上と同じ姿勢と同じ速度で水中を移動することが可能ならば、単純計算で陸上での運動の80倍もの抵抗を受けることになります。

前々項で算出した40代日本女性の平均体重（約55キログラム）における30分の陸上ウォーキングのエネルギー消費量は、約90キロカロリーでしたが、同じ時間だけ水中ウォーキングを実施すると約120キロカロリーとなり、約1・3倍に上がります。平泳ぎなら約280キロカロリーで3倍あまりに、クロールなら約540キロカロリーと約6倍にはね上がることになります。

また、水圧のため、水中で呼吸をすると、誰でも無意識のうちに「腹式呼吸」になります。腹式呼吸とは、腹を出したり引っ込めたりして横隔膜を上下させて行う呼吸法で、女性にとっては一般的ではありません。なぜなら、女性は、お腹ではなく胸を膨らませて呼吸する「胸式呼吸」を行う人が多いからです。これは、妊娠した時に腹式呼吸ができず、胸式呼吸するしかないことに由来しています。腹式呼吸は女性の腹筋や呼吸筋を強化し、お腹まわりのシェイプアップ効果を促すことになります。

さらに、水温も素晴らしい脂肪燃焼マジックを演出しています。一般的なプールの水温は30℃前後と、体温よりも低く設定されています。水中での熱の伝わり方は、空気の約25倍と高いので、水に入るとアッという間に身体から熱が奪われて体温が下がります。しかし、すぐに慣れてしまいますよね。それは、体内温度を周囲の水温に対して一定に保とうとする、身体本来の体温調節機能が働くからです。体内代謝が急速に活発化して、熱を生み出します。つまり、**プールに入るだけで、陸上で運動しているのと同じようにエネルギ**

ー消費効果があり、しかも体温調節機能も向上して身体の抵抗力が増すのです。風邪などもひきにくくなります。

そして水中ウォーキングは、陸上ウォーキング同様かそれ以上に、エストロゲン、DHEA、セロトニンの分泌が促され、心身をリラックスさせてくれます。室内なので紫外線やからっ風・突風の影響を受ける心配もない、といいことずくめです。

水中エクササイズでリンパ・マッサージ

女性にとってさらに喜ばしいのは、水中エクササイズによって脚のむくみが確実に取れ、腰のくびれを促すようなマッサージ効果が得られることです。

40代日本女性の平均身長・体重における体表面積は1・5平方メートルです。水深1メートルのプールにどっぷりつかれば、下半身は、なんと1・5トンの水圧を受けることになります。身体は水圧に負けずに押し戻そうとするため、血管が広がって全身の血液の流れがよくなります。さらに水中でエクササイズをすると、脚の筋肉は水圧によるマッサージ効果に刺激されて、血液やリンパを心臓に戻そうとポンプに似た働きをします。**脚にたまった老廃物や有害物質が血液やリンパを介して心臓に戻って浄化されるのですから、べ**

テランマッサージ師の施術にもひけをとらない「リンパ・マッサージ」が開始されるのです。

リンパのスタート地点は、足や手の指先など細いリンパ管です。すべてのリンパ管は、血管に寄り添って身体中に張り巡らされています。血液に含まれる酸素や栄養成分は血管からしみ出て、周辺細胞の生産・貯蔵・浄化や体温調節などの活動に使われます。リンパの役目は、栄養成分の残りを回収すること、さらに、細菌やウイルスを退治し、有害物質や老廃物を除去するなどの優れた免疫機能を発揮して身体を守ることです。

このため、リンパ・マッサージを行えば、血液やリンパの流れがよくなり、免疫力が上がります。これだけで肌などに残る老廃物や有害物質の浄化を促し、肌の再生も早めて美肌を作ります。

また、**肌の新陳代謝である再生効果が、陸上ウォーキングの時以上に促進されます**。水泳を行えば大量の水流と圧力で、肌表面の古い角質細胞がはがれ落ち、肌がすべすべになるのです。女性の皆さんならよくご存じだと思いますが、「ピーリング」と呼ばれる顔の肌の角質除去による再生美容法がありますよね。あの**ピーリングと同様な効果**を生みだすのです。「水中エクササイズ」のなせる神わざです。

私の場合

私は60歳になるまで、「医者の不養生」と運動不足をわが身で体現していました。職場の健康診断で、肥満、脂質異常症、高血圧、糖尿病の立派な生活習慣病を突きつけられて、ようやく本腰を入れてエクササイズとダイエットの生活習慣の改善に取り組みます。

エクササイズは、陸上ウォーキングと水泳から開始しました。水泳に関しては、クロールの息継ぎなどまったくできないカナヅチ・シニアでしたから、スイミングスクールに入校。生活習慣病を治そうという大義名分でもなければ、決してスイミングスクールに入ってまで練習しようなんて考えもしなかったはずです。今振り返ってみても、水泳への挑戦自体が何かの「気の迷い」か「勘違い」だったとしか思えないほどの、突拍子もない行動でした。しかし、そんなカナヅチ・シニアでも、いつかはなんとかサマになります。毎週1回のスイミングスクールに通い始めて10ヵ月もすると、クロールでそれなりの息継ぎができて、25メートルを泳げるようになったのです。

この頃には、ウォーキングからランニングにシフトし、ついに、フルマラソンを初体験します。そして、エクササイズとダイエットに取り組んで1年も経たないうちに、肥満が改善し、脂質異常症、高血圧、糖尿病までもが〝消失〟してしまったのです。以後、現在まで、生活習慣病のために治療薬を服用することはありません。今では、ランニングより水泳の方が、私の心身の状況や生活習慣にしっかりフィットしています。60年間カナヅチだったのに突然水泳を習おうとした〝突拍子もない行動〟への「気の迷い」や「勘違い」に感謝しています。

こうしたキッカケのお陰で、私のそれまでの経験からは決して実現することのなかった、予想外の健康生活に入ることができたのです。水泳は、たとえ上手に泳げなくても楽しいのです。

ぜひ水中ウォーキング、水泳やアクアダンスにチャレンジしてください。腰痛や膝の痛みなどに悩まされている人でも、運動経験がない人でも、問題ありません。いや、むしろそんな人こそ、水中エクササイズの楽しさを実感できます。

100歳の世界最高の現役女性スイマー

山口県在住の長岡三重子さんは、夫と死別後、家業の商家を一人で切り盛りしながら、55歳で能楽を習い始めます。80歳で膝を痛めたため、リハビリ目的で水泳開始。やがて聴力も衰え、能楽をやめましたが、水泳の楽しさに目覚めます。当初は25メートルも泳げませんでした。91歳でコーチの指導を受け始め、今では26種目で世界記録（2014年9月時点）を保持するまでに上達。

元気ハツラツの秘訣は、●バリアフリーでない独居生活、●自由気ままな生活、●商売や練習などの適度な緊張、●目標の設定、●好きなものを少しずつ、豊富に取る食事、●近場へはどこでも徒歩の習慣、●おしゃれ心を忘れないこと、●家族から甘やかされず適度に見守ってもらえる、などなど。あやかりたい100歳のスーパーマダムです。

筋トレで成長ホルモン増加

女性らしい体型と美肌のために、少なくとも週6日の30分ウォーキングに週1回の水中エクササイズをおすすめしました。最後の最後に、とっておきのエクササイズを紹介します。古くより「若返りホルモン」と認識されていた、大事な成長ホルモンと強く結びついたエクササイズです。

本書初お目見えの「元祖」若返り作用をもつ成長ホルモンは、筋肉を鍛えることによって、その分泌量が増えます。同時に、筋肉を鍛えることでエネルギーを消費する筋肉量を増やします。筋肉量が増えれば、じっとしているだけでも消費するエネルギー（基礎代謝）が増え、体脂肪が減るのです。そのため、文字通り筋肉を鍛える「筋肉トレーニング」、略して筋トレに、ぜひとも取り組んでほしいのです。

筋トレというと筋骨隆々の男性だけの専売特許のように思われがちですが、それは間違いです。女性にとっては、女性特有のふくよかで艶やかな体型を作ってくれるうえに、**血管を強くして、血流改善に導くエクササイズです**。また、多くの女性を悩ます**下半身の冷えを、根本的に解消する強い味方**です。特に、お腹や背中まわりのいわゆる体幹と呼ばれる部位と下半身を中心にした筋トレの威力は保証できます。

筋トレで増加する成長ホルモンですが、そもそも男性より女性にこそ、より不可欠なホルモンといえます。成長ホルモンは、女性にとってはバストアップやヒップアップの効果があり、肌の新陳代謝を促し、コラーゲン組織を強くすることで、シミやシワを防止し、若々しい美肌を提供してくれる役割もあるからです。女性にとってなくてはならない成長ホルモンの1日分泌総量が、男性より明らかに多いのはまさにこのためです。

成長ホルモンの特徴を以下にリストアップします。

●エストロゲンによって分泌が促進されます
●空腹時に分泌されます
●分泌ピークは深い眠りの後の深夜0時30分頃から2時30分頃の間です
●筋トレで分泌されます
●新しい肌を作ります
●筋肉や骨を修復し強くします
●バストアップやヒップアップの効果があります

●脂肪や糖質を分解し燃焼させやすくします（無酸素運動の筋トレ後にウォーキングや水泳などの有酸素運動をすると、よりすみやかに脂肪燃焼されます）
●臓器を修復し回復させます
●脳や視力の働きをよくします
●免疫力を強くします

このように、成長ホルモンは、脂肪や糖質を分解して燃焼させやすくし、筋肉や骨を強くして、肥満を予防しダイエットしやすい丈夫な身体を作ります。ですから、筋トレの後に、脂肪燃焼作用のあるウォーキングや水泳などの、いわゆる「有酸素運動」（酸素を燃料として体脂肪を燃焼させる継続的な運動）を行えば、脂肪燃焼の効果抜群です。ちなみに筋トレは酸素ではなく糖質を燃料とする瞬間的な運動のため、「無酸素運動」と呼ばれています。このため、筋トレは、成長ホルモンの分泌量を増やす作用はあっても、運動そのものに脂肪燃焼作用はありません。

スクワットのすすめ

誰もが、どこでも簡単に取り組める筋トレを紹介します。
「キング・オブ・エクササイズ（エクササイズの王様）」とも呼ばれるスクワットです。スクワットは、体幹（お腹や背中まわり）の筋肉から、お尻、太もも、ふくらはぎなどの下半身の主要な筋肉を総動員して、一度に鍛えることができます。その中でも太ももの筋肉は、身体にあるどの筋肉よりもエネルギーを消費することができます。これだけの筋肉を一度に鍛えられるエクササイズは、スクワット以外にはありません。エクササイズの王様の名に恥じない効用です。

スクワットでは、まず両足を肩幅に開き、背筋を伸ばして立ちます。両手は胸の前で交差させてください。真っ直ぐ前を見ながら、腰を後ろに引いて4秒ほどかけてゆっくり下ろします。このとき背筋は真っ直ぐにしたままで、丸めてはいけません。膝がつま先より前に出ないように、また直角以上に曲げないようにします。そして、また4秒ほどかけてゆっくり立ち上がると1回のスクワット動作の完了です（図30参照）。この動作5回を1セットにして、1日3セットを目安に行ってください。たとえ短時間でも、毎日続けるこ

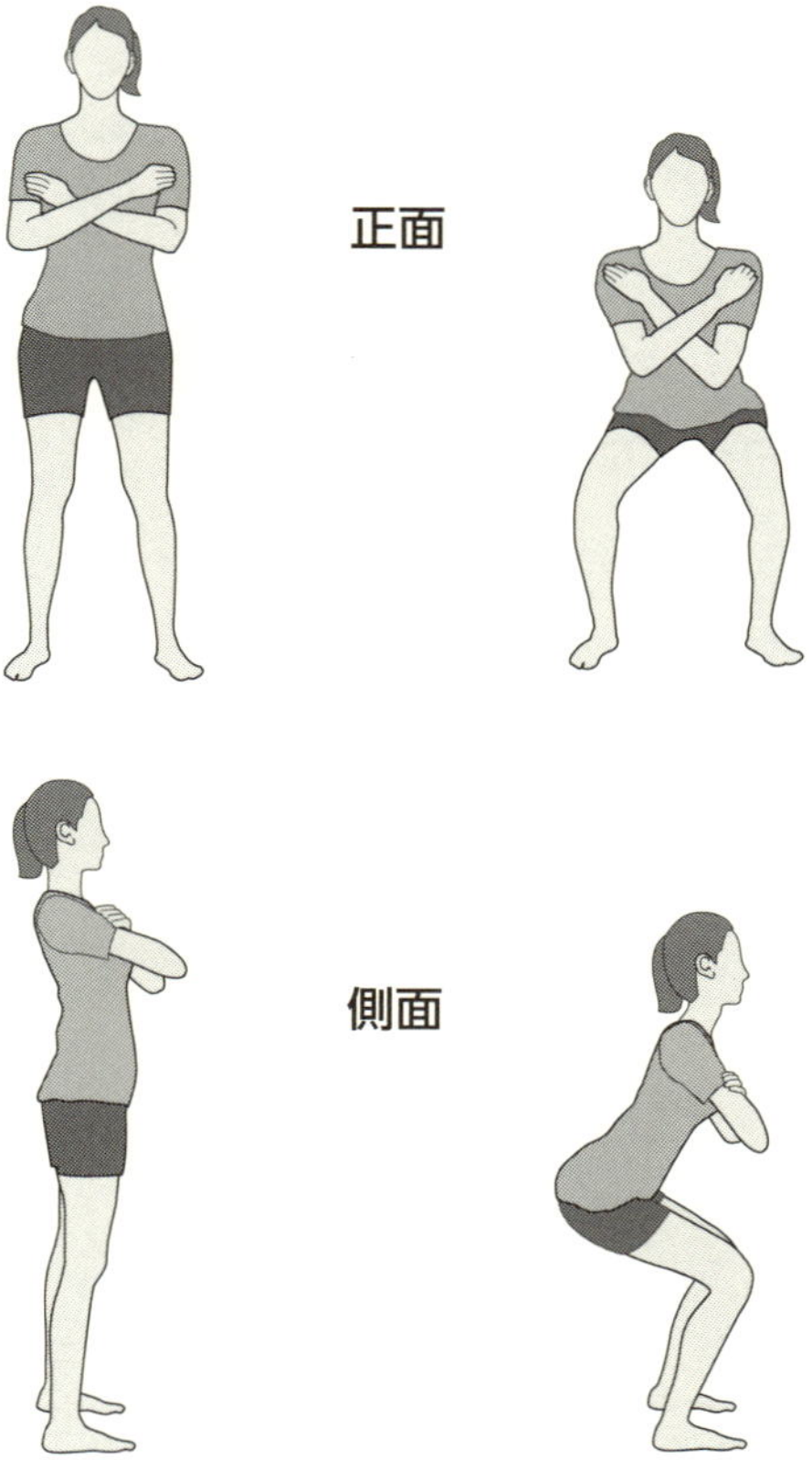

両足を肩幅に開く
背筋を伸ばす
両手を胸の前で交差

真っ直ぐ前を見る
腰を後ろに引いて下ろす
膝をつま先より前に出さない
膝を直角以上に曲げない

図 30. スクワット
「キング・オブ・エクササイズ（エクササイズの王様）」とも呼ばれる筋トレの代表的エクササイズ。4 秒かけて腰を下ろし、また 4 秒かけて上げる。1 セット 5 回を 1 日 3 セット。

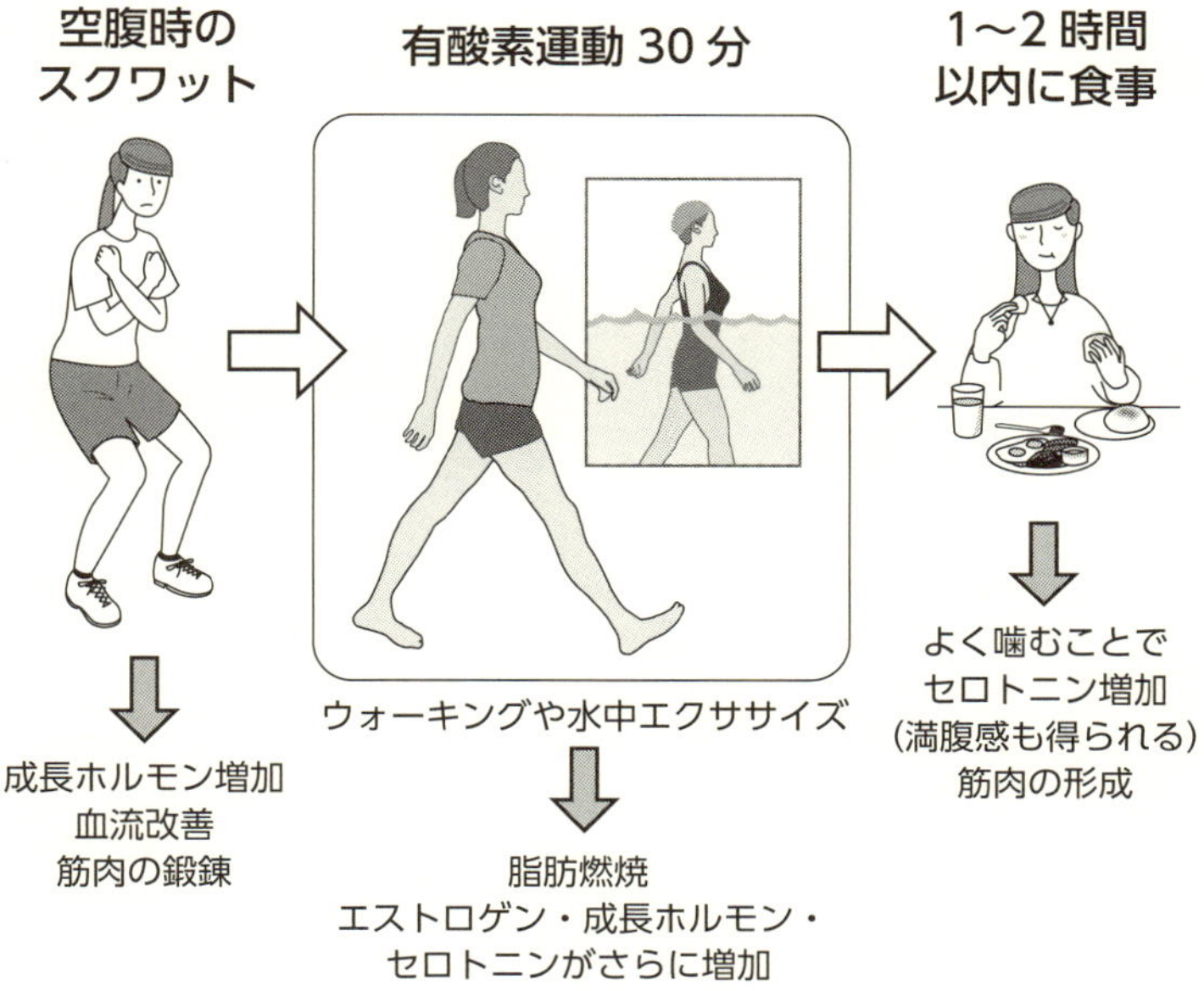

図 31. スクワットと有酸素運動、食事

とが何よりも大切です。

スクワットは、お腹の美しいくびれやヒップアップをダイレクトに促し、肛門周囲の筋肉を鍛えて、便秘や膀胱炎の予防対策となります。しかも、卵巣や副腎まわりの血流をよくし、エストロゲンやDHEAの分泌を助け、下半身から忍び寄る老化を防ぎます。

同じ**スクワットをやるなら、成長ホルモン分泌の高まる空腹時を選ぶべき**です（図31参照）。食事前や寝る前がよいでしょう。なぜなら、胃の中にエネルギーとなるような食べ物が入っていない状態が続くと、胃からグレリンと呼ばれるホルモンが放出されます。グレリンは、成長ホルモンの分泌を強力に促進する物質として、わが国の研究者により発見されました。グレリンは、食欲増進作用や消化管機能の調節を介して、エネルギー代謝に関わっています。

成長ホルモンは、すでに説明したように、筋肉や表皮・コラーゲン組織を修復・強化して若々しい肌に作り替えたり、バストアップやヒップアップに優れた効果を発揮したりします。脂肪や糖質を分解して燃焼させやすくもしますので、エクササイズをするときは、成長ホルモンの分泌が活発化している空腹時のほうが断然よいのです。さらに前述したように、**スクワットに続いて30分ウォーキングや水中エクササイズをおすすめ**します。脂肪

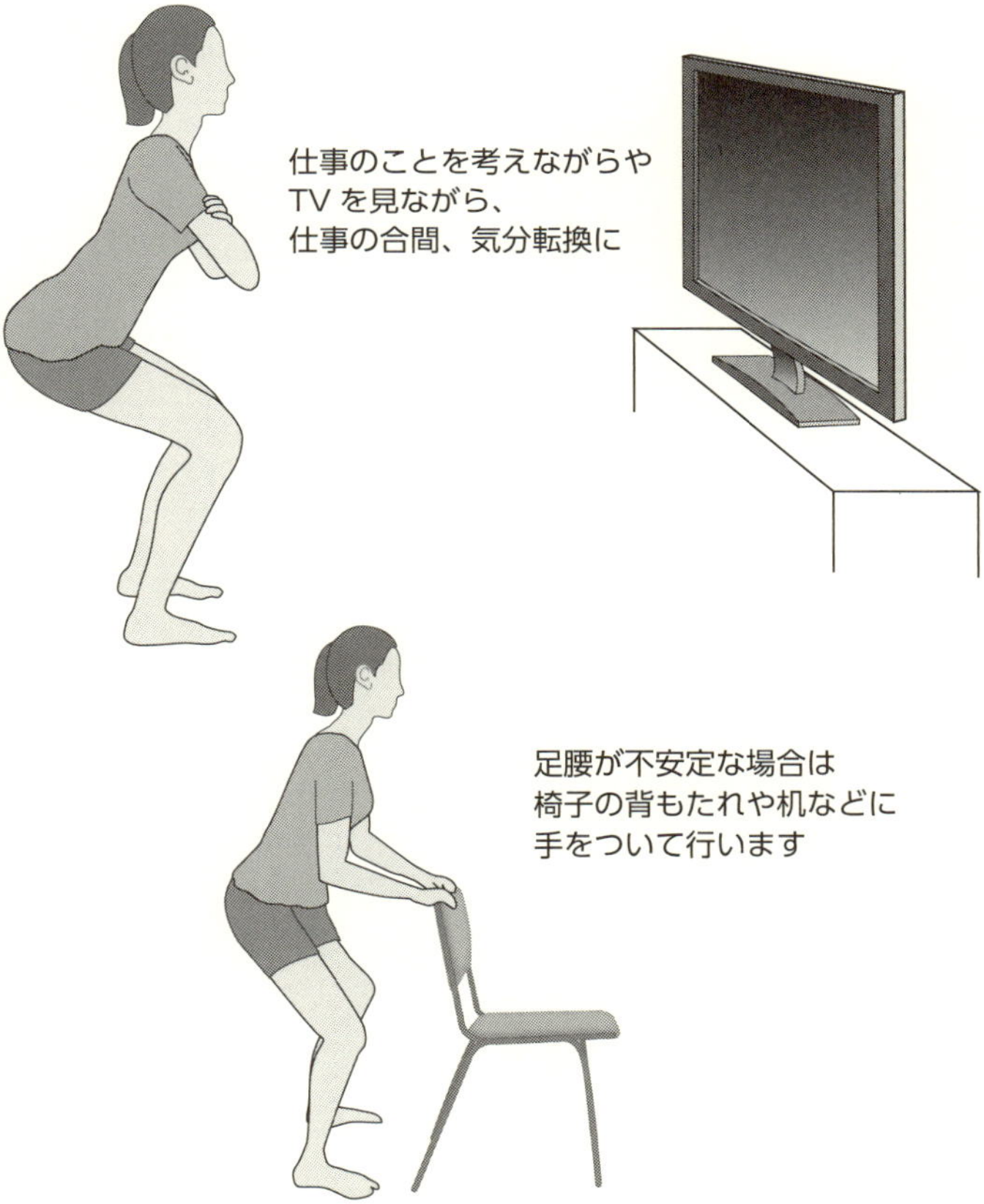
仕事のことを考えながらや
TV を見ながら、
仕事の合間、気分転換に
足腰が不安定な場合は
椅子の背もたれや机などに
手をついて行います

図 32. ながらスクワット

燃焼作用がより高まるからです。こうした有酸素運動でエストロゲンも分泌され、その刺激によってさらに成長ホルモンが増加します。女性の成長ホルモン分泌効果は男性より長く、1時間から2時間に及びます。女性の成長ホルモンの分泌量そのものが男性より多く、しかも、男性より分解や排泄がされにくく、比較的長く女性の体内にとどまる傾向があります。ですので、できるだけ、この時間の間に食事を挟んでください。

ともかく、短時間のスクワットだからこそ毎日続ける必要があります。「ながらスクワット」も、長続きさせる方法です。職場で、仕事のことを考えながらや、仕事の合間や気分転換などに、ゆっくりと脚の屈伸運動をしてまずは身体をほぐしたのち、スクワット5回はどうでしょうか。自宅でTVを見ながらのスクワット、なんていうのもいいと思います（図32参照）。

2014年秋、月刊誌『ランナーズ』のインターネットサービスで、女性ランナーたちの練習時間捻出方法のアンケート結果が公開されていました。エクササイズの練習時間を確保するための知恵と行動力には、心より敬服します。その中で、スクワットに関しての素晴らしい投稿文がありました。

「なるべく自転車に乗らないようにして、歩くか速足。ATMで待たされるとき、不審がられない程度にスクワット。ムッとして待つよりお得感があります」と。

その他、ぜひここでも紹介したい練習時間捻出方法（原文の「ランニング」を、エクササイズなどの表現に改変しています）が、たくさんありました。以下にピックアップします。

●エクササイズ日を決めて、その時間を確保できるようにスケジュールを組む。練習日以外に残業をして仕事を片付ける。
●エクササイズの最中に、晩ご飯のメニューや段取りを思い描く。
●練習日は、なるべく手間がかからないメニューや、できあいのお惣菜や冷凍食品を利用。
●毎日朝6時から40分くらいのエクササイズ。朝食は5時半。3時半に起きて、それまでに洗濯・朝食づくり・お弁当作りを終える。
●長男に弁当を作って朝ご飯を食べさせ、エクササイズに出発。次男と三男は遅れて起きてきたダンナがご飯を食べさせてくれる。
●子どもと遊びながら腹筋。家族とテレビを見ながら腹筋。
●体幹を鍛える意味でも、窓ふきを積極的にする。掃除機に頼らず、なるべく自分の力で掃除すると、筋トレになる。

●ダンナの飲み会＝練習する日。

女性がエクササイズを行ううえで、家族の理解と協力はとても重要です。これらを読んでいるとそんなご家族との様子が垣間みえて、なんだか嬉しくなります。

台所での作業を約20分行うと、約15分間のウォーキングと同じ運動量になります。エスカレーターやエレベーターの代わりに階段を使ったり、目的地の一つ手前の駅やバス停で降りてウォーキングしたりするだけでも、運動量が一気に上がります。「ながら」エクササイズを続けてほしいものです。

しかし、せっかくスクワットを続けても、それを帳消しにする行為があります。

それは夜更かしです。なぜなら、前述したように、成長ホルモンの分泌ピークは深夜0時30分頃から2時30分頃の間で、この時間までに深い睡眠の状態に入っていることが不可欠だからです。**睡眠不足はエストロゲン分泌にも悪い影響を及ぼします。早い時間に深い眠りに落ちてこそ、肌が美しく生まれ変わる**ことを忘れないでください。

スクワット10回で地下鉄運賃無料

国連の機関が2013年に発表した成人の肥満率データによると、アメリカの肥満率31・8パーセントに対してメキシコは32・8パーセントで、肥満大国アメリカを抜いて世界一になりました。原因は生活習慣です。メキシコ料理には肉やチーズといった高カロリー食材を使ったものが多いうえ、炭酸飲料（特にコーラ）の消費量が世界一です。高カロリーな食生活で肥満になりやすいうえに運動不足が加わり、肥満率が急上昇したと考えられています。

このため、メキシコ市では2015年1月から、市内の地下鉄駅で、上体を立てて膝の屈伸運動を行ういわゆる「スクワット」を10回すれば、運賃が無料になるというサービスが始まりました。少しでもカロリーを消費し、市民の肥満解消を図る啓発が狙いです。肥満人口が増加傾向にある日本にとっても、他人事ではありません。

タバコの害

喫煙は、紫外線による肌の老化を促して、よりいっそう深刻化させます。これこそ「老化時計の針が速くなって老化が加速する」状態です。実際、喫煙者の肌にはアバタがあり、口もとに特徴的な深い縦ジワができていることが多いようです。肌のコラーゲンにダメージを与えて傷痕に似た状態にしてしまうので、肌は潤いや弾力を失ってしまいます。

血流も悪化します。女性は本来、男性より筋肉量が少なく熱産生量が少ないために、冷え性に陥りがちです。この冷えが血流を悪くし、代謝を遅らせて、肌の再生をも阻害します。喫煙は血流を阻害するので、女性特有の冷え性をさらに押し進めてしまいます。

さらに、**喫煙は骨からカルシウムを奪って、骨をもろくして骨粗しょう症を引き起こします。**

女性にとって**最も深刻な喫煙の害は、閉経を早めて、体内のエストロゲン量を早々に減少させること**です。喫煙が卵巣のエストロゲンを生産する機能を下げたり、作られたエストロゲンの分解を早めたりするからです。その結果、タバコを吸わない人に比べて、閉経が2年以上早まります。

エストロゲン量が減れば骨量も減少します。元気な骨が失われ、将来的に骨折する可能性が出てくるので、日常生活全般に悪影響を及ぼします。本当にロクなことがありません。特にパートナーが喫煙者であるなら、彼の全面協力が必要です。喫煙者自身が被るタバコの健康被害以上に、周囲にいる人が吸い込むタバコの煙（副流煙）のほうが、及ぼす危険性が高くなります。副流煙の刺激はより強く、有害物質を多く含んでいるからです。

さらに、タバコの煙の残留物は、室内のあちこちにこびりついています。ソファー、椅子、テーブルなどの家具や、カーテンや壁などに付着した残留物でも、人体に悪影響があります。

パートナーの禁煙が、本人はもとより同居する家族の健康を守り、老化を防ぐことになります。

女性のみなさん、そして家族のみなさん、**タバコはやめましょう。**喫煙は、百害あって一利なし。

笑いやカラオケで美顔効果と幸せ気分

声を出して笑えるのは、すべて脳の働きによるものです。人にしかできない仕草でもあります。穏やかな笑みや快活な笑いなどを、人とのコミュニケーションに際して能動的に使用することは、世界中に知られた日本女性の美徳の一つと言えます。

　実際、わが国の女性は男性よりもよく笑うことが報告されています。感情豊かな笑いで、積極的に場の雰囲気を調整しようとする意識が強いと考えられています。日本の女性は育児に費やす時間が男性よりはるかに長く、わが子の表情や動作をつぶさに観察してあやす必要があるため、笑いの美徳を体得したともいえます。

笑うことによってたくさんの酸素が体内に入り、新鮮な血液を脳へ送り込みます。血液によって栄養成分がどっと脳内に運ばれ、脳が元気になります。また、笑うと表情筋が活発に動き、筋肉に沿って走る血管が伸縮し、脳から心臓に戻る血液も増加します。この脳**内や顔の血流改善で、自律神経のアンバランスが是正されストレスが和らぎ、免疫力を高めたり、さらに肌の老廃物や有害物質が浄化されて顔の肌の再生を促したりします。**

　笑っているときは、横隔膜を短時間のうちに激しく上下させて、腹筋を運動させています。なんと、「笑い」が短時間の筋トレに相当するのです。

「幸せホルモン」のセロトニンは、呼吸、咀嚼、ウォーキングなどのリズミカルな動きで分泌されることは、すでにお話ししましたが、笑うことでも増えるのです。これは、笑うことで脳が元気になって、セロトニンを作り出す脳内細胞が活性化されたからです。さらに、脳内からは痛みを和らげるモルヒネ様の物質も分泌され、がん細胞などの病的な細胞を排除できるナチュラルキラー細胞（図29参照）も活性化したりします。笑いには、モルヒネ様鎮静効果や自然治癒力をアップする効果まであるのです。

日本女性のしなやかな美しさは、笑いによっても支えられていると私は思っています。男性よりもよく笑っているのだからもう十分、ではなく、女性にとって必要不可欠な自然な仕草だからこそ、もっと笑いに磨きをかけてほしいのです。対人関係の中で発揮すれば、おのずとコミュニケーションは円滑になり、ストレスが霧散消失するのではないでしょうか。

ＴＶの漫才もよし、ラジオの落語に耳を傾けたり、寄席に出向いたりすれば、これまでの生活では遭遇しなかった新たな発見もあります。

さらに、**笑いと同等以上の効果を示す「身体活動」があります。ずばり、カラオケです。**

カラオケの最大の利点は腹式呼吸。声量豊かに歌うには、お腹を膨らませて息を吸い、お腹をへこませて息を吐く腹式呼吸でなければなりません。横隔膜をしっかり上下させて初めて、大きな声が出せるからです。女性の多くは、普段から胸式呼吸をしがちです。

横隔膜を使う腹式呼吸をすれば、腹筋や呼吸筋などの体幹の筋肉が鍛えられ、お腹まわりのシェイプアップ効果があります。また、深い呼吸そのものでセロトニンが増加します。しかも、横隔膜の運動が普段の2〜3倍に高まり、約1・5倍も酸素を多く体内に取り込めます。酸素を運ぶ血流が増加して、有酸素運動と類似の効果が現れます。つまり、脂肪燃焼作用、ストレス緩和や免疫力改善効果です。

しかも、口の開け閉めを表情筋を動かしながらリズミカルに行うので、顔や脳の血流がさらに増え、美顔効果や脳内活性化につながります。

カラオケはいまや海外にも進出した、世界に誇る日本産の娯楽文化です。日本人にとって、そして日本女性にとって、心身への素晴らしい効用を得られる場として、なくてはならない存在です。

一人カラオケもよし、仲間と出かけるのもよし。もし、休日、パートナーが所在なさそうに家にいるなら、彼を誘っていただけないでしょうか。一緒にワイン（もちろん、ポリフェノールを含む赤ワイン）を飲みに、食事も兼ねて出かけるのはどうでしょうか。私自身、一人でカラオケに行けないので、誘われるのを心待ちにしています。

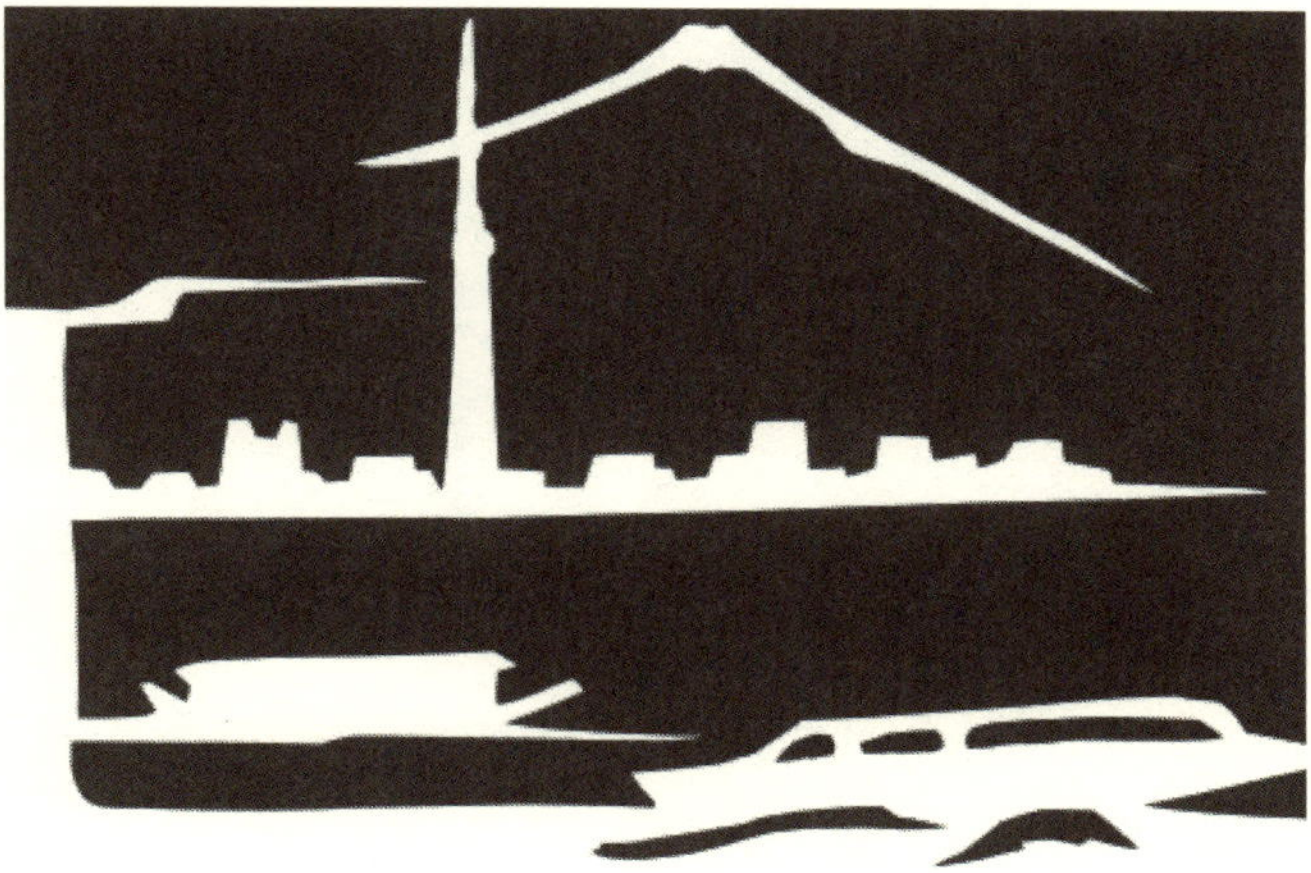

林家正楽さんの「水上バス」紙切り作品

紙切りをリクエスト

夫婦の某休日。落語見聞に浅草演芸ホールに出かけました。ふと、隅田川の水上バスクルーズを思い立つ。浅草から浜離宮までの往復です。爽やかな波風が本当に気持ちよく、視界に入っている東京スカイツリーの存在さえいつの間にか忘れていました。その後、浅草演芸ホールへ。紙切りの林家正楽さんに、妻が「水上バス」をリクエストして、頂戴したのが上の作品。記念の宝物となりました。時には、寄席に出向くのも新たな発見がありますよ。

スマホいじりは美しくありません

美しい女性のたたずまいは、それだけでどんな〝公共の場〟もパッと輝かせて、心地よい雰囲気にしてくれます。ところが、昨今、とても残念な光景を目にします。電車内などで、クールな装いの美しい女性が、少し猫背になって顔をしかめてスマホにかじりついている姿、あれには興ざめを通り越して、失礼ながら憤りすらおぼえます。美という貴重な宝物を乱暴に扱って壊しているようで。

野郎たちだって、無心にスマホいじりをやっていますよね。それもカッコよさとは無縁の姿です。そんな野郎たちと同類の私が、上から目線でとやかくいえる道理などありませんが、ただ、美しい女性のみなさんには、ぜひとも男たちの身勝手な視線だけは知っていてほしいのです。ある調査によれば、一般の男性はスマホいじりの女性を美しいとは思っていないらしい。

「彼女との初デート。お店に電話をしながら入ってきた彼女が、そのまま会話を続けるだろうと思っていたら、スマホの電源を落としてカバンに入れ、それを店員に預けたのです。この瞬間、『この人いいかも』と思いました」とか、「後輩の女性と営業に回った帰り、電車で当然のようにスマホをチェックすると予想していたら、彼女が取り出したのは文庫本。背筋を伸ばして本を読む姿にキュンときました」などと男性は見ています。そして、なんと、ほぼ100パーセントの男性が、スマホいじりより読書をしている女性のほうが美しいと答えています。立場を替えて、女性視線からもまったく同じことがいえます。もっとも、男性の取り出す本が漫画本だったら論外かもしれませんが。

いずれにしろ、そんな異性の一方的評価以上に、スマホ使用でかなり深刻な事態が起こっています。

長時間同じ姿勢でいるので、それだけで筋肉活動も血の巡りも低下します。そのうえスマホの画面をのぞき込んで操作するため、背中が丸まって猫背になる傾向があります。本来反り返るようにカーブしている首がまっすぐに変形して、肩こりや頭痛、手のしびれ、めまいなどを引き起こします。

スマホをもつとき、スマホの底を小指で不自然に支えるため、小指が変形し、痛みやしびれなどの症状を訴える人がいます。

また、スマホの小さな画面を長時間凝視するため、瞬きの回数が減って、目が乾燥するドライアイや目のかすみなどの症状が出てきます。同時に目が非常に疲れて、視力も低下します。さらに、スマホ画面が発するブルーライトは太陽光にも含まれているもので、長時間浴びていると、網膜の中心部に異常（加齢性黄斑変性）が発生して視力障害を引き起こします。目の老化そのものです。また、寝る前にブルーライトを長く浴びると、体内時計が「太陽光」を浴びていると錯覚して自律神経が乱れ、覚醒状態が強くなって、うつ症状や睡眠障害が出てしまいます。睡眠は、女性にとっては若返りの源泉であるエストロゲンや成長ホルモンを確保する貴重な時間です。それが障害されれば、美しさや健康を阻害してしまいます。

また、スマホの普及が進むにつれ、新たな現代病が日本に増え続けています。その名も「スマホ依存症」です。勉強中や仕事中、家事の合間などでも、ネットやサイトなどの更新状況が気になります。お風呂やトイレなどにもスマホを持ち込み、少しだけのつもりが、つい延々とスマホを触ってしまいます。充電が切れたり、電波のない環境にいたりするとイライラし、スマホが身近にないと強い不安を感じる、など、これらはすべてスマホ依存症の典型的な症状です。

周囲の人をも破滅に追い込む「ギャンブル依存症（ギャンブルの興奮で自分自身を見失っている状態）」などと同じレベルの深刻な病気です。心身のストレスが蓄積し、女性らしい美しさも健康も失ってしまいます。

そんな状況に落ち込まないためにも、まずは、スマホの使用時間を減らすことから始めてください。理想は日没とともにスマホ画面は見ないことですが、特に就寝前1時間は使用厳禁です。

そしてお節介ながら、カバンからスマホや漫画本ではなく、ぜひとも文庫本をそっと取り出してほしいのです。

ポジティブ思考でストレスと上手にお付き合い

本書で、どれだけ「ストレス」という言葉が出てきたことでしょうか。ストレスを、自律神経のバランスが乱れて発生する心身の状態と難しく表現するより、もっと一般的に「人間関係の悩み、仕事関係の悩み、健康の問題、夫婦や家庭内の問題、経済的な悩み、将来の不安などで感じる心身の状態」と表現するほうが、よりわかりやすいかもしれません。もちろん、スマホ依存症などにみられる物事への過度のこだわりそのものも一種のストレスですし、便秘、冷え性、不眠などの体調不良のたぐいを含む、どんなささいな病気も心身のストレスになります。

ストレスを感じると、交感神経が刺激を受け、ステロイドやアドレナリンなどのストレスホルモンが分泌され、活性酸素が産生されます。生活していれば、人はストレスから完全に逃れることはできません。適度のストレスは人間にとってよい刺激となりますが、過度になると免疫力を弱め、エストロゲンや成長ホルモンの分泌を低下させます。体内のいたるところで、排除しきれなかった活性酸素があふれ出て、細胞を破壊（酸化）します。こうした酸化ストレスがそのまま老化を引き起こして、美しさや健康を阻害し、老化時計は一気に加速してしまいます。

ストレスに対処する方法として、嘆き悲しんで落ち込んだり、一人閉じこもったり、無気力・無頓着になったりするのは、一時的な緊急避難としては大変有効です。しかし、それらが高じて、すべてが面倒くさくなったり、うつ病化したりするのだけは避けなくてはいけません。

日常茶飯事の小さなストレスを、その原因の実態以上に増幅して大きなストレスにしているのは、本人の「ネガティブ思考」です。せめて、こうした無駄なストレスだけはなくしたいものです。

ネガティブな思考では、ささいな気持ちの揺れにこだわるあまり、そこから前に向けない状態に陥ります。一気にイライラも募ります。私にも、そのような傾向がありました。ネガティブな思考から抜け出すのは、容易ではありません。しかし、身体を動かす健康な生活を続ける中で、私は変わっていきました。少なくとも、ネガティブな考えにこだわる自分自身の姿を、客観的に観察できるようになりました（まあ、少しだけですが）。日々、何かやることがあり、それに向けて、「ポジティブで前向きな思考」ができるようになったのです。大きく膨らんだ局所のイライラが、身体の他の場所から空気が抜けるようにしぼんでいきます。

エクササイズやダイエットなど、毎日やることがあると、さまざまな局面で新たな発見や出会いがあります。さらに、身のまわりをこぎれいにしようとしたり、いつもと違う料理に挑戦したり、いつもと違ったコースをウォーキングやランニングしたり、普段読まない分野の本に興味をもったりもします。

予定の仕事が、たとえば「70パーセントしかできない」状態でも、「70パーセントもできれば大成功。明日があるさ」でよいのです。精いっぱい頑張ったのですから。これまでやれなかった旅行や趣味だって、やろうと思うかもしれません。ポジティブで前向きな思考がなせる余裕です。

「ポジティブで前向きな思考」は、誰でもできるようになります。ポジティブ思考の延長線上には、たとえば恋など、適度な気分転換をはかる余裕が生まれます。恋をすると女性は美しくなります。トキメク対象は、異性でも同性でもペットでも、さらには架空世界の相手でも素敵ではないでしょうか。

健康美人は夜できあがる

少しぬるめの入浴で良眠習慣

美容のために、入浴にこだわっている女性も多いかもしれません。しかし、入浴にまつわる誤解も多く存在します。

たとえば、保湿成分配合のボディソープを、「泡ブクブク」にして使っていませんか。ある調査によれば、固形石けんを使用する人と比べて約20倍の洗浄成分を1度に使っていたりするそうです。これでは使い過ぎです。肌の正常な再生周期（ターンオーバー）を邪魔して肌を傷めてしまいますし、保湿成分のほとんどはすすぎによって流れ落ちてしまいます。石けんでよく洗わなくてはいけないのは、脂成分（皮脂）の多いところだけ。皮脂が最も多いのは頭、次が顔、背中そして胸です。頭も洗いすぎると髪が薄くなります。汗は水だけでも洗い流せますので、サッと洗うだけでＯＫ。皮脂は本来肌にうるおいをもたらし、ガードするバリアとして大切なものです。皮脂の少ない人が、毎日ゴシゴシ洗えば、肌の乾燥を引き起こします。

また、代謝を上げるためとか、たくさん汗をかくためとか、そんな思いで入浴していませんか。半身浴や岩盤浴なども人気ですが、汗はエクササイズなどで代謝が上がることに伴って出るのがよいのです。入浴すれば汗をかきやすくなるだけ、代謝が上がっているわけではありません。体内から水分が出ていっても、脂肪は燃焼もせず減ってもいないのです。入浴に関する最大の勘違いは、体温に関してです。熱い風呂に入ると、交感神経が刺激されて、強いストレスになります。そして、体温を一定に保とうとして体表面から放熱するため、体内温度はむしろ低下することです。

それに、汗をかいて水分がふき出ても毛穴から汚れが落ちたりもしません。無理に汗を出すことを続けていると、汗かきになったり、汗もができやすくなったりします。

ですから、医学的な定義からすれば、半身浴や岩盤浴、熱い風呂などは気分転換の意味合いの強い入浴方法になります。これではちょっと寂しいので、擁護もしておきましょう。

サウナの効用について少し触れておきます。

日本のような入浴習慣のない、寒さ厳しいフィンランドの最新の調査結果です。週に1回サウナに行くグループより、週に2~3回、さらに週に4~7回と頻度が高いグループのほうが、心筋梗塞などで死亡する率がより少なかったのです。週4~7回グループの死亡する危険性は、週1回グループの実に半分でした。

いずれにしろ、入浴はスキンケアの基本である以上に、その最大の効用は、日中の筋肉や神経の緊張をほぐして、ストレスを解消してくれることです。

さらに重要なこと、それは入浴後にもたらされる良質な睡眠への誘《いざな》い効果です。

リラックスと良眠のためには、38~40度の少しぬるめのお風呂がベストです。身体は、寒いと感じると筋肉を震わせて体内温度を上昇させます。血流がよくなり、交感神経も鎮まります。冷え対策としても有効です。入浴の最後に冷水を足にかければ、副交感神経への切り替えがよりスムーズになり、容易に睡眠に落ちることができます。入浴後は、ぜひとも1時間以内にベッドに入りましょう。

ただし、成長ホルモンの分泌が深夜に最も高くなることを考えれば、最優先すべきは入眠です。帰宅が遅くなったら、睡眠時間を削ってまでして入浴に時間をかける必要はありません。シャワーだけで済ませてもよいのです。

冷え対策の食品活用

男性と比べて筋肉量が少ない女性にとって、冷え対策は重要課題です。筋肉による熱産生作用や全身への血液循環作用が低下し、肌の新陳代謝を遅らせ、美肌を損なうからです。前述しましたが（55ページ図15参照）、女性に多くみられる便秘同様にストレスが冷え症状を引き起こしたり、悪化させたりします。

30分ウォーキングや水中エクササイズに加えて、毎日のスクワットは、確実に筋肉を鍛えて血流を改善します。継続することで身体の表面温度が上昇し、冷え症状を効果的に解消してくれます。また、冷えを感じるなら、ためらうことなく保温下着を身に着けてください。ただ、寒い時期、暖房のきいた電車内などで汗をかいた後は急速に身体が冷えるので、コートやマフラーなどの防寒具はこまめに着脱するようにしましょう。

3度の食事はできるだけ規則正しく取ります。炭水化物、タンパク質、野菜を含むバランスの取れた食事を心がけ、冷たい食事や無理なダイエットは避けましょう。

そして、和食文化の伝統にのっとって、身体を体内から温める食品を意識して摂取して

寒い地域や冬が旬の食品	海の幸	サケ、タラ、イワシ、エビ、海藻類（ワカメ、昆布、ノリなど）など
	根菜類	大根、里芋、長ネギ、タマネギ、ゴボウ、ニンジン、レンコン、カボチャなど
	果物	リンゴ、サクランボ、ブドウ、プルーンなど
	その他	ソバなど
塩気のある食品		発酵食品（味噌、醤油、チーズなど）、明太子、チリメンジャコ、梅干し、沢庵など
濃い色（黒や赤など）の食品		玄米、豆類（小豆、黒豆など）、赤ワイン、黒ビール、紅茶、黒酢、黒砂糖、黒ゴマ、レバー、羊肉、鶏肉、トウガラシ、七味トウガラシなど
地下で成長した食品	イモ類	サツマイモ、長芋、ジネンジョなど
	根菜類	ショウガ、ニンニクなど ※上記の「寒い地域や冬が旬の食品」も参照
水分の少ない硬い食品		乾物（切干しダイコン、干しシイタケ、ヒジキなど）など

図 33. 身体を温める食品

ほしいと思います（図33参照）。それは、寒い地域や冬の旬の食品を積極的に食べることです。これは、生活の知恵が生んだ、伝統的な冷え対策だからです。サケやタラの魚類、大根、里芋、長ネギ、タマネギ、ゴボウ、ニンジンなどの根菜類やソバなど、さらに塩気のある味噌、しょうゆ、明太子、チリメンジャコなどの食品が有効です。果物は一般的に身体を冷やす作用がありますが、例外としてリンゴ、サクランボ、ブドウなどコーカサス地方原産のものは身体を冷やしません。また繰り返しになりますが、冷え対策のうえでも、1日1杯の味噌汁を特におすすめします。味噌の原料である大豆は、なんといっても植物性エストロゲンの代表格なのですから。

さらに、黒や赤などの表面の色の濃い食品、たとえば黒豆や小豆などに加えて、白米より玄米、白砂糖より黒砂糖、白ワインより赤ワインなどの濃い色のもののほうが、身体を温めてくれます。肉や魚も、白身より赤身のほうが冷え対策に有効ですし、肉の中でも、レバーや羊肉は身体を温める作用が強いのです。

また、太陽に向かって地表で成長した野菜（トマト、キュウリなど）や、水分・油分を多く含む柔らかい食品（パン、バター、ビール、牛乳、ジュースなど）が身体を冷やす効果があるのに対して、地下でエネルギーを蓄えて育ったイモ類（サツマイモ、長芋など）・

根菜類（主に暖かい時期に育つショウガ、ニンニクなど）や水分の少ない硬い食品（乾物など）には身体を温める作用があります。これらの食品を摂取しましょう。

一年中、エアコンの効いた環境の中で生活し、日本国内はもとより、いつでも世界中の食品を手に入れることが可能になった現在、自分の居住地域の旬の食品に対する認識も希薄になっているかもしれません。しかし、暑い時期や寒い時期に、**その地域ゆかりの旬の食品を口にすることは、体調管理において最良の食生活であることを忘れてはいけません。**和食文化は日本の四季折々の恵みに寄り添って育まれてきました。身体がほてるほどの暑い時期には、身体を冷ます食品も必要です。それに身体を冷ます食品も、加熱調理したり、あるいは身体を温める食品と組み合わせたりすることにより、冷え症状改善に一役買ってくれるのです。

食材は、皮などを取り除かずに、丸ごと食べましょう。自然の恵みの食材は、丸ごとすべてで栄養バランスが整っているからです。

肌は寝ている間に生まれ変わる

睡眠不足は重大な問題です。運動不足や栄養バランスの悪い食事以上に、睡眠不足が肌に悪影響を及ぼします。肌は、睡眠中にこそ美しく生まれ変わるからです。極端な例をあげれば、帰宅が遅くなってしまった場合、食事やスキンケア、入浴に時間をかけるより、サッサと寝てしまったほうがはるかに美肌効果に優れています。

日中運動をしないと筋肉のポンプ作用による血液の流れが滞り、血液は身体の隅々に行きわたらず、主に脳に集められます。肌にはほとんどまわってきません。睡眠に入って、脳の活動が休止して初めて肌にも血液が十分に行き届くようになります。そして、この睡眠中に成長ホルモンの作用で、すべすべの新しい肌に生まれ変わります。

さらに、エストロゲンに関して言えば、このホルモンは脳からの指令により、卵巣で作られます。睡眠不足が続くと脳が疲労し、正常なホルモンのコントロールができなくなります。つまり、十分な睡眠をとることが、正常なエストロゲン分泌に繋がっています。成長ホルモンとエストロゲンの両者が協力して、深い睡眠中に美肌の最終仕上げに取りかかるのです。

注意すべきは、**成長ホルモンの分泌ピークが深夜0時30分頃から2時30分頃の間であることです。**しかも、副交感神経の活動が最も高くなるのも深夜0時前後ですから、この時間までにしっかりと深い睡眠に落ちていることが必要です。深い睡眠とは、睡眠後30分から1時間くらいして現れる、ノンレム睡眠と呼ばれる状態を意味します。
美肌は、成長ホルモンとエストロゲンの分泌に、究極の全身リラックス状態が合わさった成果です。美肌獲得のために、ぜひ質の高い睡眠を心がけてください。11時には就寝するのが理想ですが、それは私自身の状況を考えるまでもなく、ちょっと非現実的です。おとぎの国の美女シンデレラ同様、現代のシンデレラも、せめて深夜0時にはベッドに飛び込んでほしいと思います。

医学的には4・5時間の睡眠が取れれば問題ありませんし、7時間前後の睡眠が最も長生きできるとの科学的データがあります。8時間でも、6時間でもない、7時間睡眠が、元気な長寿を全うできるのです。まずは7時間睡眠をおすすめします。

とはいえ、睡眠時間は、年齢の影響が大きく、45歳は約6・5時間、65歳は約6時間と、必要な睡眠時間が次第に短くなります。「若い頃のように眠らなくては」と無理にベッドにとどまると、熟睡したと実感しにくいのです。

厚生労働省が2014年の春に発表した「睡眠指針」があります。快適睡眠のための睡眠時間や睡眠パターンは人それぞれで、睡眠の質が落ちないように日常生活に「メリハリをつける」ことが重要だとうたっています。睡眠の質が落ちない、「メリハリのある」日常生活とは、体のリズムを調節している「体内時計」のずれを直して良眠を促すことだと言いかえることができます。体内時計とは、毎日の日の出や日没などの自然現象に適応するため、すべての人が生まれつき備えている生活リズムのことです。体内時計は大体において1日24時間を超えて設定されているため、次第にずれてきます。このずれを直すために、「太陽光」と「朝食」の2つのボタンが絶対に必要になります。

具体的には、**夜型の生活をやめ、仕事などを始める2時間前には起きる朝型の生活を心がけてください。起床時には「太陽光」を浴びて体内時計をリセットし、「朝食」をとって体内時計をスタート**させます。平日と休日の起床時間を一定にすることも重要です。

また、10分程度の昼寝をして、体内時計の微調整を行うことも有効です。昼寝で心身のストレスが解消して、午後からの作業効率が上がります。昼寝前にコーヒーなどカフェインを含む飲料を飲むと、昼寝が終わる頃に効き始めてスムーズに目覚めることができます。夕食は寝る3時間前までには済ませたいものです。

体内時計が大きくずれる睡眠不足や夜型の生活を続けると、成長ホルモンやエストロゲンが減少して女性らしい体型が崩れるだけでなく、脂肪燃焼効率が落ちて肥満体質になります。さらに、食べたい気持ちを抑えられず、いくら食べてもなかなか満腹感を得られない状態に陥ってしまいます。ダイエットの前には、まずは睡眠習慣の見直しが必要であることを認識してください。

そして、寝る前のベッド上で、骨盤の前傾を確認しながらの腹式呼吸を20回程度ぜひ行ってほしいと思います（74ページ図18参照）。お腹ではなく胸を膨らませて呼吸する胸式呼吸の多い女性にとっては、腹式呼吸をするだけで、お腹まわりが引き締まり、脳からはリラックスを促すシグナルが出て、精神安定効果があります。翌朝、目覚めた直後にも、同様に骨盤前傾の腹式呼吸を20回しましょう。

極端な糖質制限はやめましょう

スリムでなおかつ女性らしい体型を獲得するため、体脂肪を減らすには、特に下半身の筋肉に適度な刺激を与えて、体内で消費する日々のエネルギー量を増やすことが最優先です。下半身に注目するのは、全身の筋肉の大半が下半身に集中しているからです。下半身を中心としたエクササイズに並行して、適正なエネルギー摂取を行うことが、女性本来のダイエットのあるべき姿です。

体脂肪の特徴的なつき方には、前述したように3つのタイプがあります（94ページ参照）。「ぽっこりお腹」タイプ、「下半身太り」タイプ、そして「筋肉と脂肪のつきにくい」タイプです。最後の「筋肉と脂肪のつきにくい」タイプは、見た目は太っていないのに「太っている」と感じる人が、意外に多くいます。それは、筋肉がしっかりついていないために、単に身体がたるんでいるだけなのです。この状態でさらに摂取カロリー量を減らすだけのダイエットをすれば、ますます筋肉量が減ってしまいます。

運動不足でエネルギーを消費する筋肉が減ってしまえば、たとえ口から入ってくるエネルギー量を少なくしても、そのエネルギーでさえ体内では消費しきれずに余ってしまいます。身体はさらにたるみ、脂肪として蓄積されるだけです。

運動不足が女性にもたらす弊害は、単に筋肉減少だけではありません。重大なことは、**血管を弱くして血液の流れを損ない、栄養成分が隅々まで行きわたらず、老廃物・有害物質が滞る**ことです。それにより、肌の老化、冷えの深刻化、自律神経の乱れに免疫力の低下をもたらすことです。エストロゲン、ＤＨＥＡ、セロトニンや成長ホルモンの分泌までも減少します。若返り作用のあるホルモンの減少は、致命的です。運動不足の改善を伴わない食事制限では、女性が目指す健康で美しい体型を獲得することなどできません。

しかし、矛盾するように聞こえるかもしれませんが、逆にどんなエクササイズも、それだけでは美しい姿にたどり着くことはありません。食生活習慣の改善を伴わないエクササイズもまた無意味なのです。実生活上では、ダイエット8割、エクササイズ2割が目安ではないでしょうか。

その実生活の大半に関わっているダイエットにおいて、私たちのこれまでの和食文化の伝統を根底から覆すようなダイエット方法が登場しています。昨今、大変注目されている「糖質制限ダイエット」です。

糖質は、普段の食事総摂取カロリーの50~60パーセントを占め、すばやく吸収されてすみやかに血糖値を上げます。糖質制限ダイエットは、糖質を多く含む米、パン、麺類などの主食、スイーツなどの甘い食品の摂取量を少なくするだけで、肉類、魚、乳製品などのタンパク質や脂質から取る総カロリー量を気にしなくてよいのが特徴です。結論から言えば、主食の量を減らせば減らすほど、確かに体重が落ちる効果が確認されています。短期間の減量効果は明らかです。しかし、このダイエット方法を一般には長く続けることはできません。

糖質は脳や身体の必須のエネルギー源です。極端な糖質制限が長く続けば、エネルギー補填のために余分に取る可能性のある脂質が動脈硬化を引き起こしたり、同様にタンパク質が腎機能を悪くしたりする可能性があります。身体は糖質から取れなくなったエネルギーを脂肪から補おうとしたり、筋肉のタンパク質を糖質に変換して補おうとしたりします。そのため、筋肉量が減って、日々の消費エネルギー量が落ちる一方で、過剰に摂取したタンパク質や脂肪のカロリーが、結局は体脂肪として余分についてしまい、リバウンドが起こりやすくなります。それまで糖質だけをエネルギーにしていた脳にも、変調をきたします。

わが国の糖尿病学会をはじめ、欧米の糖尿病協会・学会は、2年を超える長期的な糖質制限療法の有効性や安全性が確認できていないことから、慎重な対応をするように警鐘を鳴らしています。

私自身は「ご飯大好き」人間なので、糖質制限ダイエットを始めようなどとは最初から考えてもいません。そんな思いを抱くのは、私だけではないようです。糖質制限を提唱する大学病院の某教授が、延べ約30人にモニターになってもらって実験したところ、糖質制限の実験中は確実に体重が減ったのに、実験終了後は1人を除いて全員が元の体重に戻ったというのです。唯一残ったのは、その教授の担当編集者だけ（教授の担当だけに、どこまでも忠誠心を示したのでしょうか？）。

当然ですが、糖質制限から離脱するのは、「ご飯大好き」人間だけではありません。スイーツの大好きな女性もそうです。甘い物好きの人間が、糖質制限して一度はスイーツを控えても、リバウンドすると、今後は際限なく食べることになる危険性もあります。ご飯、麺類、スイーツなどの炭水化物を多く取る和食文化の伝統的特徴から、誰もそうやすやすとは脱却できないのです。

炭水化物は、糖質とエネルギーにならない食物繊維を合わせた呼び名です。食物繊維は、糖質や脂質の吸収を抑制したり、便通をよくしたりする働きがあります。さらに、大腸がんを予防する効果も確認されています。和食離れがささやかれる中、わが国の大腸がんは増え続けていますが、それでも欧米よりは依然発生頻度が低いのです。

女性が、糖質だけでなく食物繊維も含む炭水化物の無理な摂食制限を続ければ、便秘になりやすくなり、大腸がん発生の危険性が高まるうえに、生理不順などに陥ってしまいます。自律神経や女性ホルモンのバランスが崩れてしまい、ダイエットどころではありません。

以上のような状況をふまえて、私が言えるのは、極端にならない糖質制限ダイエットはOKということです。短期間に減量することが可能で、少なくともダイエット当初のモチベーションになります。その後は、栄養バランスを考慮した食事制限に目覚めてほしいと思います。

日本や世界の研究機関において、特に日本人の体質や好みにふさわしいダイエット方法のさらなる検証が待たれます。

ゆる断食で若返りダイエット

「元祖」若返りホルモンである成長ホルモンは空腹時に分泌されることから、エクササイズをするときは空腹時がよいのです。

特におすすめしているスクワットは、筋肉が鍛えられて成長ホルモンも分泌するので、空腹時に実施すれば、より若返り効果が増強されることになります。スクワット後にウォーキングや水中エクササイズなどの有酸素運動を行えば、さらにエストロゲンやＤＨＥＡが分泌されるうえに、効率よく脂肪や糖質を燃焼させることができます。

糖質は、摂取すればすみやかにエネルギーとして使われ消費されますが、同時にいつでも取り出せるように「グリコーゲン」と呼ばれる貯蔵型の糖分に変換され、肝臓内に蓄えられます。身体は24時間休みなくエネルギーを消費しますが、日常の生活活動では、エネルギーとして燃焼しやすいグリコーゲンから使われます。肝臓内のグリコーゲン貯蔵は半日あまりで枯渇しますので、枯渇すると今度は脂肪が積極的に使われることになります。

しかし、実際にはグリコーゲンがなくなる前に次の食事で糖質を摂取するため、脂肪は、燃焼するどころか、摂取カロリーが過剰なら、そのまま蓄えられる結果になります。

ですから、**空腹の時間が長ければ長いほど、成長ホルモンが長く分泌され、少しのエクササイズでも、筋肉や肌の修復再生が効果的に進みます。**グリコーゲン貯蔵が枯渇して脂肪燃焼が率先され、体脂肪がより減少することになります。

こうした考え方を発展させたのが、昨今、欧米で話題になっている「断続的断食」ダイエットです。

たとえば、「5：2ダイエット」（英国のマイケル・モズリー提唱）は、週に2日だけ、食事を通常の4分の1のカロリー（女性なら約500キロカロリー）に制限し、残りの5日は普段通りに食事をするというものです。断食の日はカロリーを含まない水分をしっかり取ります。2日連続で行う必要はなく、気が紛れて空腹を感じにくい忙しい日にすることを推奨しています。また、「8時間ダイエット」（米国のデイビッド・ジンチェンコ提唱）は、睡眠時間をはさんで16時間は絶食にして、残りの8時間だけ通常の食事をするもの。最後の食事を午後9時に取るとすれば、翌日の午後1時までの16時間、カロリーなしの水分だけのプチ断食となります。こちらも毎日行わなくても週3回でよいそうです。ともに、忙しい現代人に対応した「ゆる断食」ですが、私にはとても極端なダイエット方法に思えます。減量に成功しても、長く続けることはできないでしょう。結局は、自律神経を乱し、免疫力の低下や若返りホルモンのバランスを崩して、美しい女性の姿とは正反対の効果しか生み出しません。

そこで、長時間空腹による「ストレスのない健康的減量」がどこまで可能か、私自身がチャレンジしてみました。その名も「13時間ゆる断食」です。ただし、2週間だけの期間限定ダイエット。

ルールは簡単。これまでの生活習慣の中で、ただ夕食を午後8時までに済ませ、翌朝9時以降の朝食までの少なくとも13時間、ノンカロリーの水分のみ可の絶食をすることです。

周囲にも「午後6時以降は食べ物を口にしない」と公言している人がいるくらいなので、「タイムリミット夜8時」の食事ルールは一般的にはゆる過ぎるかもしれません。それまでの私は、時には夜9時過ぎの食事も容認していました。就寝直前まで、常飲するコーヒーにはミルクが入っています。小腹がすけば、買い置きのスルメを噛んだりもしていました。スルメは低カロリーで、しかもよく噛むことでセロトニンが分泌され、空腹感を抑制してくれるからです。

それでも「タイムリミット夜8時」なら、なんなく実行できると楽観していました。しかし、いざ「13時間ゆる断食」が開始されると、楽観が一変。それなりの意識改革が必要なことを、初日に痛感しました。これまであまり実感のなかった空腹感を覚えるのです。「空腹って、こんな感じだった」と懐かしくさえありました。そんな想いもベッドに入る頃には消えて、翌朝にはお腹まわりがスッキリし、ちょっとした爽快感があります。9時以降の朝食にも心身の違和感がありません。ミルク抜きのコーヒーも、まんざら悪くない気分です。

「ゆる断食」チャレンジを後押しした直接の理由は、1年あまり前より、3キログラムほど増えた体重が、なかなか減らなかったことです。直前1カ月間の平均体重（体重測定は少なくとも週1回は実施）は76・5キログラムで、「ゆる断食」開始の直前体重が76・4キログラムでした。その後、ゆっくりと体重が減り続け、2週間後には74・7キログラムと1・7キログラムの減量に成功。

この2週間の間、ストレスになったのが、週1回のスイミングスクールの終了が夜9時近いため、夕食を6時に済まさなくてはいけなかったこと、フィットネスクラブでのエクササイズも「タイムリミット夜8時」を意識して切り上げなければいけなかったことで、8時の夕食後にエクササイズをしたことが期間中にそれぞれ1回ありました。さらに、朝9時前から休憩の取れない仕事があり、昼過ぎまで17時間の断食状態になったことも1回ありました。

空腹の「13時間」維持が容易なことは、私自身が確認できました。これくらいの時間なら、空腹を楽しめる状態だと断言できます。普段の生活では味わえない空腹による爽快感が、きわめて簡単に体感可能です。しかも、エクササイズとダイエットの健康的な生活習慣があるなら、短期間の減量効果が鑑定書付きで保障できます。それぞれのライフスタイルに合わせて、ぜひゆるめの断食を実践していただきたいと思います。ただし、強いストレスを感じないことが条件です。無理は禁物。私の場合は、どうやらそれなりのストレスが発生するようでしたので、短期間で終了しましたが、空腹の爽快感に目覚める貴重なキッカケになりました。

赤ワインで心身の若返り

飲酒には気分を高揚させたり、睡眠を促したりする効果があります。一緒に飲む相手がいれば親交を深め合ったり、ストレス発散になったりもします。さらに、アルコールは善玉コレステロールを増やし、血液の流れをスムーズにして、動脈硬化を抑制するなどの優れた医学的効果があります。古くから酒が、「百薬の長」といわれるゆえんです。

本来なら、飲酒は奨励すべき生活習慣です。しかし残念ながら、「飲酒はほどほどに」と常に冷遇される理由は、**飲み過ぎによって、血中の中性脂肪量を増やし体脂肪を増加させること、そして利尿作用があり、「寝酒」を飲む習慣のある人では短時間で尿意を催して目が覚め、良眠を妨げるからです。**さらに深刻なのは、飲酒に伴う食生活環境にいろいろな問題が発生することです。

ストレス発散の楽しい雰囲気は、ついつい長時間に及びます。ビールやサワーなどの極端に冷たいアルコール類に、おつまみはから揚げ、焼き鳥、フライドポテトなどの高カロリーの脂っこいものや塩辛いもの、さらにはレバーやひじきなどの鉄分の多いものを取り過ぎる可能性があります。しかも、最終的には深酒の末の極端な夜更かしが待っていたり

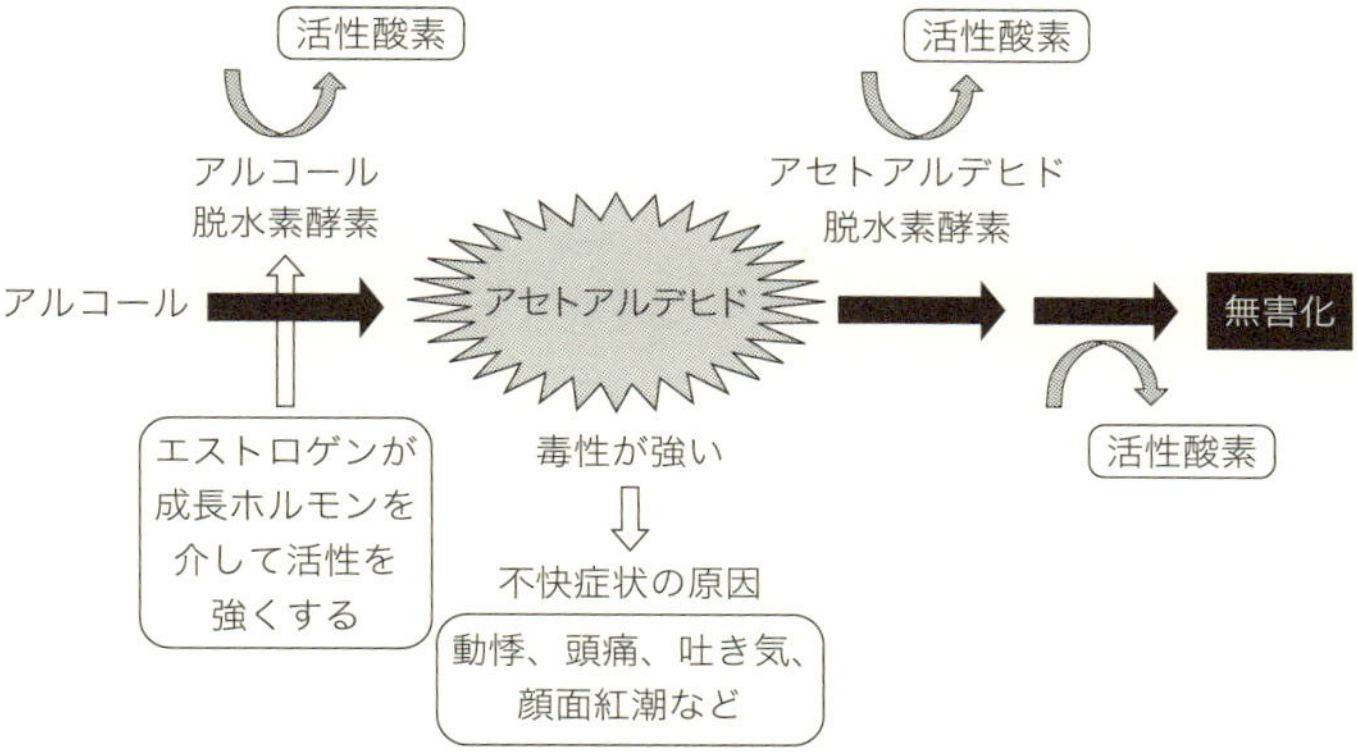

図 34. 肝臓におけるアルコールの浄化処理過程
体内に入ったアルコールは、肝臓内でアルコール脱水素酵素によりアセトアルデヒドに変換されます。毒性の強いアセトアルデヒドを無害化するのが、アセトアルデヒド脱水素酵素です。

するのです。
冷たい飲み物は女性の冷えを助長し、血流を悪くします。過度な飲酒習慣が、免疫力を低下させ、酸化ストレスを助長したりします。これでは、肌にも胃腸にもよいはずがありません。

アルコールは身体にとっては正真正銘の「異物」で、そのほぼすべてが肝臓で浄化処理されます。浄化処理ステップは、大きく二段階に分かれていて、最初のステップが肝臓内のアルコール脱水素酵素によって、アルコールを毒性の強いアセトアルデヒドに変換する過程です。アルコール脱水素酵素は人により強さが違い、強いとアセトアルデヒドが体内に多く生み出されて、動悸、頭痛、吐き気などの不快症状に襲われます。俗に言う「酒に弱い」状態です。強い毒性のアセトアルデヒドを、無害なものに最終処理するアセトアルデヒド脱水素酵素のステップが第二段階です。アセトアルデヒド脱水素酵素が弱い人は、酒がほとんど飲めない「下戸」です。

これらの処理過程で、大量の活性酸素が吐き出されて酸化ストレスがフル稼働し、肝臓や全身にダメージを与えます（図34参照）。

幸か不幸か、私たち日本人はアルコール脱水素酵素が強く、アセトアルデヒド脱水素酵素が弱い遺伝素因を受け継いでいる民族です。こうした酒に弱い「下戸」の頻度は、日本人のほぼ半数の44パーセントに認めますが、欧米人には存在しません。

肝臓のアルコール浄化能力には限界があり、一般的に女性は男性に比べ、この能力が劣っています。男性が飲むほどには飲めない人が多いのです。ここにもエストロゲンが関わっています。エストロゲンは、成長ホルモンの分泌を介してアルコール脱水素酵素の働きを強めて、大量のアセトアルデヒドを作り出します。ところが、強い毒性のこの物質をすみやかに浄化処理するほどにはアセトアルデヒド脱水素酵素の働きが強くないので、結局は「酒に弱い」状態にとどまります。「ほどほど」の飲酒しかできないからこそ、女性の身体をアルコールの障害から守っています。

少し補足しますと、閉経が近づくにつれエストロゲン分泌が減少し、「酒に弱い」状態が次第に解消されていくことになります。「前ほどには酔わない」ことになるので、深酒に陥らないよう、くれぐれもご用心。

さらに、アルコールには栄養がほとんどありません。飲酒中心の食生活では、野菜、果物や大豆などに多く含まれるビタミンA、ビタミンC、ビタミンE、カロテノイドやポリフェノールなどの抗酸化物質が不足し、アルコールによる酸化ストレスを抑制できません。アルコールと同時に鉄を多く含む食事を取れば、酸化ストレスはますます増大します。

女性の**肝臓の浄化能力を超えない「ほどほど」の飲酒量を守ってください**。1日の処理能力の限界は、ビールなら中瓶1本（500ml）、清酒なら1合（180ml）、ウイスキー、ブランデーならダブル1杯（60ml）、ワインならワイングラス2杯（1杯は120ml）です。そして、**飲酒しない日（休肝日）を少なくとも週に1日は設定**してください。

女性には、ビールやサワーなどの冷えを促すような極端に冷たいものより、日本酒や赤ワインを選択するようおすすめします。おつまみは揚げ物や高カロリーのものより、枝豆や豆腐、魚（刺身）など、抗酸化効果のある低エネルギーのタンパク質を中心に選びましょう。

赤ワインには、身体を温めて代謝をよくする効果に加えて、エストロゲンと同じ抗酸化作用を発揮するポリフェノールが含まれています。「百薬の長」に、〝鬼に金棒〟の「若返りホルモン」類似パワーが存在するのです。ぜひ、夫婦二人でワイン1本をお飲みください。心身ともに若返って、潤いのある夫婦生活になるはずです。

国産ワインの台頭

「デカンター・ワールド・ワイン・アワード2014」（ロンドン）は、英国のワイン専門月刊誌『DECANTER（デカンター）』が主催する世界最大級のワインコンクールで、ワイン市場に大きな影響力をもつといわれています。2014年は、45カ国から約1万5000本のワインが出品され、454本が金賞、そのうち158本がリージョナルトロフィーを受賞しています。山梨県甲州市の中央葡萄酒が垣根栽培する日本独自の甲州種ブドウで醸造した白ワインが、日本産ワインとしては史上最高位の金賞とリージョナルトロフィー受賞の快挙を達成。

垣根栽培は、甲州種伝統の棚栽培に比べて収穫量は半分以下ですが、太陽光を浴びて濃厚な味わいの果実ができるこだわりの栽培法です。審査員からは「かわいらしい白い花の香り」「酸味がほどよく余韻が長い」「英国にはない」などと絶賛の声があがったそうです。

白ワインは、赤ワインほどではありませんが相当量のポリフェノールを含有し、腸内環境や骨粗しょう症の改善効果などにおいては、赤ワインより優れています。今後は日本産のおいしいワインが世界中で飲まれることを期待しています。

【主要参考文献（引用順）】

1. Yoshida M, et al.: Incidence of acute myocardial infarction in Takashima, Shiga, Japan. Circ J 69, 401, 2005.

2.山本逸雄：骨粗鬆症人口の推定：Osteoporosis Jpn 7, 10, 1999.

3. Orito S, et al.: J Bone Miner Metab 27, Age-related distribution of bone and skeletal parameters in 1,322 Japanese young women. 698, 2009.

4.清水一郎：患者だった医師が教える糖尿病が消える「ちょっとした」キッカケ16：幻冬舎ルネッサンス、２０１４.

5.清水一郎：女性肝臓学入門：西村書店、２００６.

6. Shimizu I : Female Hepatology: Favorable role of female factors in chronic liver disease, Nova Science, Hauppauge, New York, 2009.

7.ロナルド・クラッツ、ロバート・ゴールドマン（岩本俊彦監訳）：革命アンチエイジング　若々しく美しく元気に生きる：西村書店、２０１０.

8.国民健康・栄養の現状—平成22年厚生労働省国民健康・栄養調査報告より—、第一出版、２０１３.

9.天声人語：味噌汁は若い女性の味方．朝日新聞2015年2月11日発行．
10.白澤卓二・DHC：最短で効く！　遺伝子タイプ別ダイエット―自分の「遺伝子型」を知れば、痩せられる．SB新書、2014．
11.長岡三重子：私は、100歳―世界最高の現役スイマー．光文社、2014．
12.高柳和江：笑いの医力．西村書店、2008．
13.マイケル・モズリー、ミミ・スペンサー（荻野哲矢訳）：週2日ゆる断食ダイエット．幻冬舎、2013．
14.デイビッド・ジンチェンコ、ピーター・ムーア（中島さおり訳）：8時間ダイエット．すばる舎リンケージ、2013．

著者 **清水一郎**（しみず・いちろう）
1952年大阪府生まれ。医学博士。80年愛媛大学医学部医学科卒業。同年徳島大学医学部第二内科入局。米国ペンシルバニア大学医学部博士研究員、徳島大学大学院消化器内科准教授、聖隷横浜病院消化器内科部長を経て、現在、昇和診療所院長。
98年日本消化器病学会奨励賞、99年Liver Forum in Kyoto研究奨励賞を受賞。著書に『女性肝臓学入門』（西村書店）、『患者だった医師が教える糖尿病が消える「ちょっとした」キッカケ16』（幻冬舎ルネッサンス）、『Female Hepatology: Favorable Role of Female Factors in Chronic Liver Disease』（Nova Science）、『Trends in Alcoholic Liver Disease Research: Clinical and Scientific Aspects』（InTech）などがある。

老いない美人　女性ホルモンできれいになる!

2016年2月2日　初版第1刷発行

著　者　清水一郎
発行者　西村正徳
発行所　西村書店
東京出版編集部　〒102-0071 東京都千代田区富士見2-4-6
Tel.03-3239-7671　Fax.03-3239-7622
www.nishimurashoten.co.jp

印刷・製本　中央精版印刷株式会社

ISBN978-4-89013-739-8

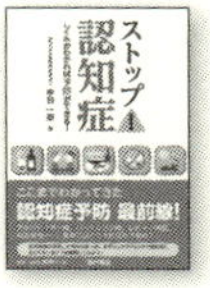

ストップ! 認知症 しくみがわかれば予防ができる!

中谷一泰 著

●四六判・一八四頁◆本体1500円

アルツハイマー病、パーキンソン病など認知症の発症原因に関わるタンパク(シヌクレイン)を発見した著者が、わかりやすく解説。認知症のリスクチェック・リスト付き。

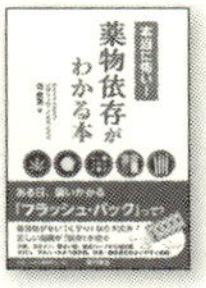

本当に怖い! 薬物依存がわかる本

西 勝英 著

●四六判・二七二頁◆本体1600円

薬理学のスペシャリストが、「覚せい剤」、「麻薬」、「危険ドラッグ」から、「処方薬」、「タバコ」、「アルコール」まで、乱用の現状や依存性、作用、副作用について詳しく紹介。

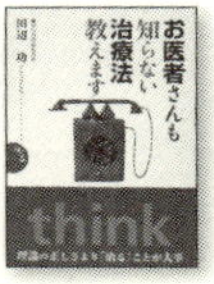

お医者さんも知らない治療法教えます

田辺 功 著

●B6変型判・二五六頁◆本体1300円

糖尿病は自分でも治せる。がん治療はあきらめないで。全国を取材してきたベテラン医療記者が紹介する名医の〈効く〉治療法。

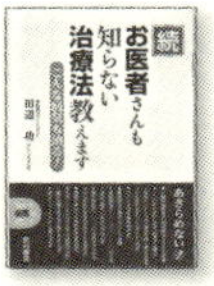

続 お医者さんも知らない治療法教えます

田辺 功 著

●四六判・二〇四頁◆本体1500円

難しい病気も大丈夫! 好評の前作に続いて、心不全、心の病、腰痛・関節痛、がん、糖尿病などの治療法と治せる名医を紹介。

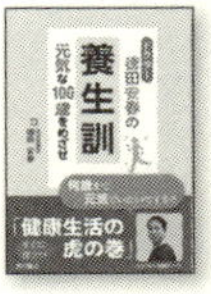

ドクター徳田安春の養生訓 ―元気な100歳をめざせ―

徳田安春 著

●四六判・一九六頁◆本体1000円

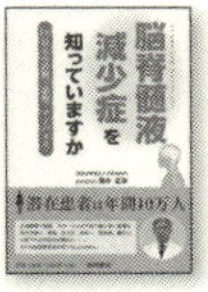

脳脊髄液減少症を知っていますか ―Dr.篠永の診断・治療・アドバイス―

篠永正道 著

●四六判・二二四頁◆本体1300円

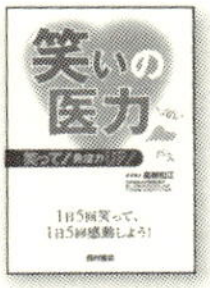

笑いの医力

高柳和江 著

●B6変型判・一三三頁◆本体952円

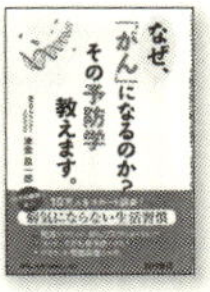

なぜ、「がん」になるのか? その予防学教えます。

津金昌一郎 著

●四六判・二〇八頁◆本体1500円

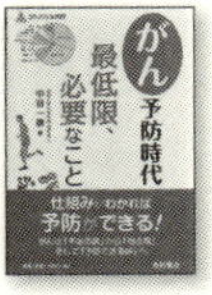

がん予防時代 最低限、必要なこと

中谷一泰 著

●四六判・一八八頁◆本体1500円

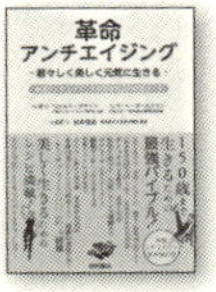

革命アンチエイジング 若々しく美しく元気に生きる

クラッツ/ゴールドマン 著 岩本俊彦 監訳

●四六判・六四〇頁◆本体1800円

米国アンチエイジング医学会公認ガイド。

トペリウス賞受賞作家による北欧ミステリー！

ルミッキはフィンランド語で「白雪姫」のことです。

ルミッキ〈全3巻〉

S・シムッカ［著］　古市真由美［訳］

四六判・216頁～304頁●各1200円

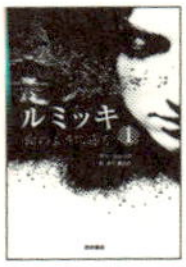

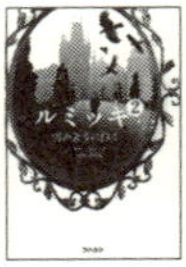

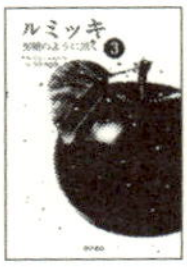

第1巻　血のように赤く

しなやかな肉体と明晰な頭脳をもつ少女、ルミッキ。犯罪事件に巻き込まれた彼女は、白雪姫の姿で仮装パーティーに潜入する。

第2巻　雪のように白く

旅先のチェコでルミッキは腹違いの姉と名乗る女性に出会い、幼い頃からの悪夢に再び悩まされるようになる。

第3巻　黒檀のように黒く

高校で現代版の白雪姫を演じることになったルミッキに、彼女の過去を知るというファンから脅迫まがいの手紙が届き始める。

オクサ・ポロック〈全6巻〉

①希望の星　②迷い人の森　③二つの世界の中心　④呪われた絆　⑤反逆者《フェロン》の君臨　⑥最後の星

A・プリショタ／C・ヴォルフ［著］　児玉しおり［訳］

四六判・352頁～656頁●各1300円

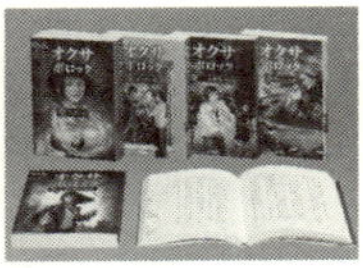

13歳の女の子オクサ・ポロックの周りで不思議な出来事が起こり始める。やがて自らの身の上に隠されたとてつもない秘密を知り….

図書館司書の著者2人が自費出版で世に送り出し、子どもたちの熱烈な支持を受けベストセラーに。壮大なファンタジーシリーズ。

スウェーデン発、映画化された大ベストセラー！

窓から逃げた100歳老人

J・ヨナソン［著］　柳瀬尚紀［訳］　四六判・416頁●1500円

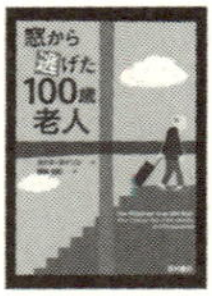

100歳の誕生日に老人ホームからスリッパで逃げ出したアランの珍道中と100年の世界史が交差するアドベンチャー・コメディ。

◆本屋大賞　翻訳小説部門　第3位！

鬼才ヨナソンが放つ個性的キャラクター満載の大活劇！

国を救った数学少女

J・ヨナソン［著］　中村久里子［訳］

四六判・488頁　●1500円

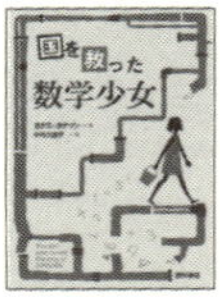

余った爆弾は誰のもの――？けなげで皮肉屋、天才数学少女ノンベコが、奇天烈な仲間といっしょにモサドやスウェーデン国王を巻きこんで大暴れ。爆笑コメディ第2弾！

ジェーンとキツネとわたし

F・ブリット［文］　I・アルスノー［絵］　河野万里子［訳］

A4変型判・96頁　●2200円

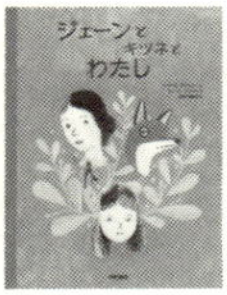

いじめに揺れ動き、やがて希望を見出すまでの少女の心を瑞々しく描くグラフィック・ノベル（小説全体に挿絵をつけた作品）。

◆カナダ総督文学賞受賞！

国際アンデルセン賞画家、イングペンによる表情豊かな挿し絵。
カラー新訳 豪華愛蔵版！

L・キャロル［作］ R・イングペン［絵］ 杉田七重［訳］
A4変型判・各192頁●各1900円

不思議の国のアリス

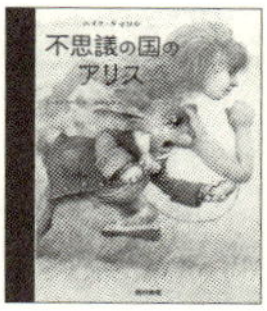

アリスがウサギ穴に落ちると同時に、読者もまた想像の世界へ。第一級の児童文学として、世界中で愛されつづける冒険物語が、読みやすい新訳で登場。

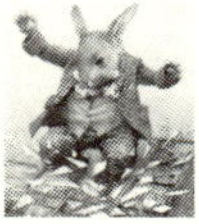

鏡の国のアリス

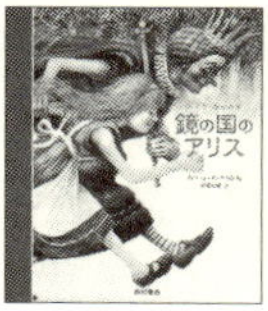

鏡を通り抜けて、チェスの国へ。アリスはハンプティ・ダンプティやユニコーンたちに出会いながら、チェスの女王になることをめざして進みます。『不思議の国のアリス』の続編です。

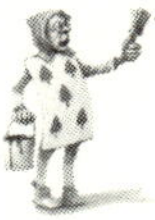

グリム童話全集 子どもと家庭のむかし話

C・デマトーン［絵］ 橋本 孝／天沼春樹［訳］
A4変型判・628頁●3600円

カラー完訳 豪華愛蔵版

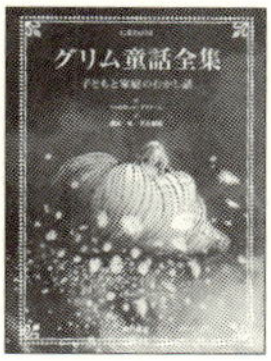

本作でオランダ・銀の絵筆賞に輝いた画家による美しい挿画の数々。読みやすい新訳で1巻に全210話を収録した完訳決定版！

アンデルセン童話全集〈全3巻〉

D・カーライ／K・シュタンツロヴァー［絵］ 天沼春樹［訳］
A4変型判・536〜576頁●各3800円

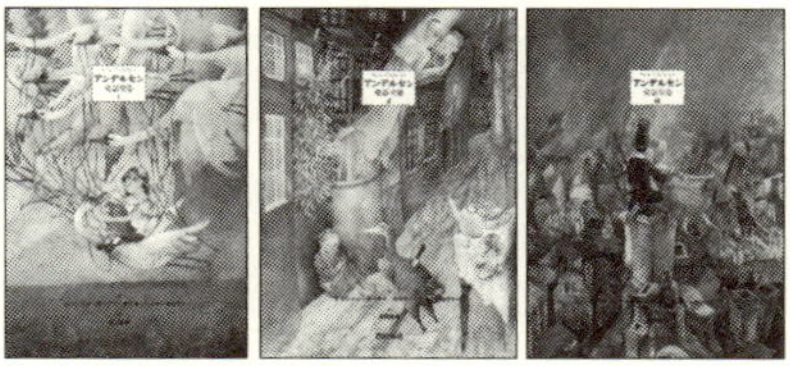

カラー完訳 豪華愛蔵版

国際アンデルセン賞受賞画家とその妻がアンデルセンの童話156編すべてに挿し絵を描いた渾身の作。カラー完訳全3巻！

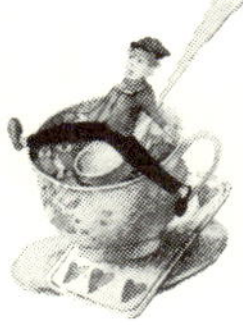

ペロー昔話・寓話集

E・フラントヴァー［絵］ 末松氷海子［訳］
A4変型判・368頁●3800円

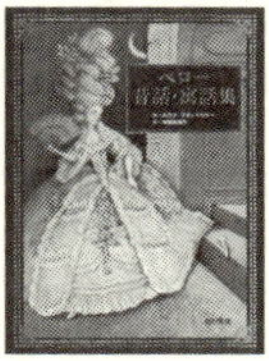

カラー完訳 豪華愛蔵版

「赤ずきんちゃん」「眠れる森の美女」等、想像力をかきたてる、けれども現実味もある、古くから語り継がれてきたお話のほか、日本で初訳となる作品も収録。